健康に生き
健康に病み
健康に死ぬ

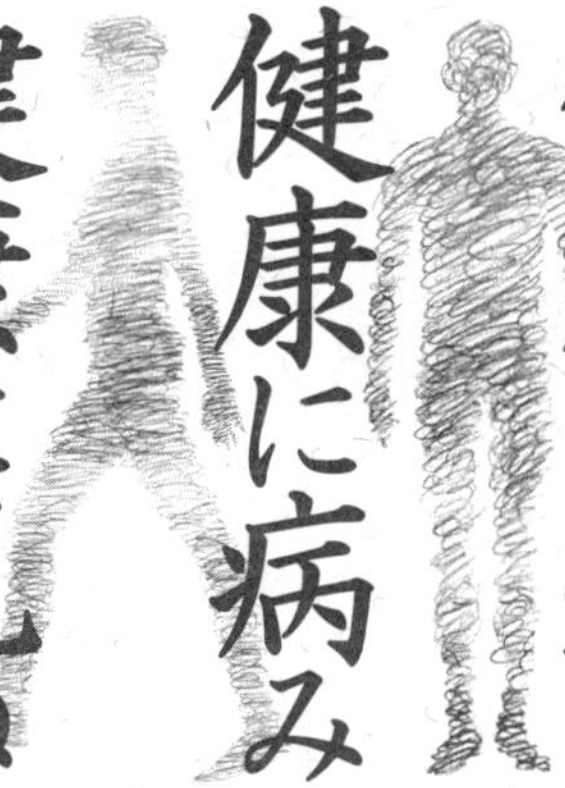

今中孝信
天理よろづ相談所病院「憩の家」
元副院長

天理教道友社

今は亡き父と母に捧げる

はじめに

人間は一人ひとり違います。顔はもちろんですが、性格、得意なこと、食べ物の好み、好きなスポーツ等々、数え上げれば切りがありません。価値観や人生観が違う一人ひとりが、掛け替えのない存在であることが人間の尊厳でもあります。

ところが、わが国ではいつの間にか、人間はすべて平等、同じでなければいけないと考えられるようになりました。その典型が義務教育ではないかと思います。

私は、勉強ができる子どもと運動が得意な子どもがいて、お互いに認め合う関係が素晴らしいと思うのです。学力試験の成績のみで生徒を評価する偏差値教育では、落ちこぼれを生みだします。最近ようやく批判の声が大きくなり、個性の重視やゆとりの教育という形で見直されようとしています。

実は、これとまったく同じことが「健康」に関してもいえるのです。

健康志向が強い人は、健康診断を進んで受けると思いますが、健康診断は健康な人を病気にする一面を本来持っています。十四項目の検査を受けますと、全部「正常」の人は半分になるようにできているのです。健康診断で「異常」と診断されて落ち込むのは早計です。健康診断では、集団の正常値（基準値）と比較して判定しますが、たとえ「異常」と判定されても、個人の基準値からいえば問題がないことも少なくないのです。

長生きするために健康を気遣うのでしょうが、寿命も一人ひとり違っていて当然なのです。長寿や短命の家系ということもありますが、職業も関係しています。お相撲さんは太っているので生活習慣病が多く、頂点を極めた横綱の平均寿命は五十四歳です。これを見て、お相撲さんの生き方は間違っていると思いますか。オリンピックに出場するような一流の運動選手の平均寿命も短いのです。つまり、長生きそのものが目標ではなく、自分のやりたい目標を達成するために健康が必要なのです。「健康」が生きる目標になっているのは主客転倒です。

私は、「自分のしたいことができれば健康である」と考えています。この見方からすると、身体《からだ》の健康だけでなく、精神的、社会的な健康も含めて「健康」を考える必要があります。

人間はどんな生き方をしても、いつかは死ななければなりません。そのためには「たましい」の健康も必要です。死ぬことを視野に入れて、いまを生きることが、人生を味わい深いものにし、いまわの際《きわ》には死を受容して旅立つことができるのです。

私はこうした考えから、この本を書きました。いまもブームになっている健康は、私が主張する全人的な健康の一部分です。万人共通の物差しで、検査結果を重視する偏差値的な健康観から、それぞれの個性、価値観、生き方を大切にする健康観に切り換えるだけで、きょうから健康感あふれる生き方ができるでしょう。健康の〝青い鳥〟は、あなたのごく身近にいるのです。

目次

第二部　健やかな老い、健やかな死　103

装幀／森本　誠

第一部　健やかな生とは

I　健康になりたいという病

虫メガネで健康をみる

健康に気を使いすぎると不健康になる

いまや日本では、ほとんどの人が〝健康志向〟ではないでしょうか。健康に関する情報は巷《ちまた》にあふれています。本屋へ行けば、必ず健康コーナーがあります。新聞を開いても、健康コラムがあります。テレビをつけても、毎日どこかのチャンネルで健康番組を放送しています。

自分の健康状態を気遣い、体調を管理することは、確かに大切なことです。しかし、最近の「健康法」といわれるものは、少し細かすぎるように思います。

たとえば、食事をしながらカロリー計算をする。「このケーキはおいしいけれど、カロリーが高いから」と、半分だけ食べる。体重にしても、毎日体重計に乗って「ああ、一キロ増えた」「減った」と一喜一憂する。血圧も同じです。朝、昼、晩と測って結果をパソコンに入力し、色分けしてグラフにしている人もいます。こういう人たちに出会って話を聞くたびに、私は内心「神経の使いすぎではないかな」と感じています。これではまるで、虫メガネで健康をみているようなものです。

健康というものは、もっと人間をトータルに見たうえで判断するものだと思うのです。たとえば、身体《からだ》に悪いこともしているけれど、とても元気な人がいます。一方、身体に細かく気を配って生活しているけれど、いつも青い顔をしている人もいます。前者と後者、果たしてどちらが健康といえるでしょう。

膨大な健康情報の渦の中で、私たちはいま、健康とは何かについて問い直す時期に来ていると思うのです。

テレビの健康番組は正しいか

あるとき、私はいまはやりの健康番組の一つを、始めから終わりまで注意深く見てみました。視聴者が医者の言うことより、その番組の司会者の言葉を信じるというクイズ形式の超人気番組です。医者泣かせの番組とはいかなるものか、一度見ておかねばならないと、以前から思っていたのです。

番組の一つ目のテーマは「冬を迎えるに当たって、風邪《かぜ》をひかないために何に気をつけたらいいか」でした。最初のポイントは、「手の洗い方」です。三つの方法が示され、それぞれに○、△、×が付けられました。一番よいとされた方法は、「手を洗ったあと滴《しずく》が垂れないよう、手を上げましょう。そのために手を拭《ふ》くタオルは上に吊《つ》るしておきましょう」というものでした。タオルが下にあると、手を下ろしたときに滴が垂れて、せっかく洗った手が汚れてしまうというのです。これは、病院の手術室でのやり方をもとに作られた問題でした。

手術室に入る医者の手洗いは、その程度ではありません。まず石鹸《せっけん》を付け、ブラシでゴシゴシ洗います。研修医の時には、手にあらかじめヨードチンキを塗って、それが完全に消えるまで徹底して洗うトレーニングもします。それからさらに消毒液で洗い、完全に消毒した手術着と手袋を着けるのです。だれかがそばを通ったときに、ちょっとでも触ったら、もう一度やり直しです。

このように、完全に無菌状態にするからこそ、手を下ろしてはいけないし、不潔な物に触れないよう胸の前で手を組んでいるのです。風邪を予防する手洗いとは、まったく違うのです。ところがテレビでは、そのまねをしろというわけです。

次のポイントは、「午前中におしゃべりしましょう」というものでした。理由はこうです。人間の気管には、繊毛《せんもう》という細かい毛がたくさん生えていて、浸入してきたバイキンを痰《たん》と一緒に外へ出してくれます。この繊毛の働きを良くするには、午前中におしゃべりするほうがいいというのです。午前中といえば、家庭の主婦の忙しい時間帯だと思うのですが、そんなことが可能なのでしょうか。

番組のもう一つのテーマは、「血圧対策」でした。まず、風呂《ふろ》から上がったあとや、外出から戻ったときは三十分間座っているのがいいとのことでした。しかも、そのときの座り方は「1、いすに座る」「2、正座する」「3、足を伸ばして座る」のうち、どれが正しいか、三つの姿勢で血圧を測り、こんな数字が出たから何番が正しい、と解説しているのです。

現実問題として、外出から戻って三十分間じっとしている、というようなことが可能でしょうか。ましてや、このことが高血圧の人にとって、どれだけ意味があるのでしょう。血圧の数値は姿勢以外の要因や状況によって、二〇や三〇は簡単に変動するのです。それに、姿勢によって血圧が変動するのは、決して悪いことではありません。むしろ、上がるべきときに上がらないと脳の血流が減り、脳貧血を起こすことにもなるのです。

結局、番組の内容は、科学的な根拠に基づくとはいうものの、現実離れしたものばかりでした。娯楽番組として楽しむのならいいのですが、これを健康のためになると信じて、そのまま実行するのはいかがなものかと思います。

番組で健康に良いと紹介された食品が、あっという間に店頭から姿を消すという話も聞きますが、ここまでくると、いよいよ私たちは、健康になりたいという願望が病的に強い「健康になりたい病」にかかっているのではないかとさえ思えてきます。

「勘定合って銭足らず」の健康管理

「勘定合って銭足らず」という言葉があります。帳簿はきちんと合っているのに、お金が足りない状態を表しています。勘定合って銭足らずよりは、丼《どんぶり》勘定だけれども、お金はだいたい合っているほうが、だれもがいいでしょう。健康についても同じことがいえるのです。健康に細かく気をつけていても、必ずしも病気の予防にならないという有名な臨床実験があります。

フィンランドの保健局、日本では厚生労働省に当たる政府の機関が、生活習慣病の予防について健康管理の効果を調査しました。すると、思いもよらぬ結果が出て有名になりました。その後、この調査結果は「フィンランド症候群」と呼ばれています。

生活習慣病とは、高血圧、狭心症、心筋梗塞《しんきんこうそく》、脳出血、脳梗塞、糖尿病、痛風、肝硬変、肺気腫《はいきしゅ》などを指します。これらを予防するために、ふだんの暮らしの中で〝こうしたほうが医学的に良い〟という健康管理の方法がたくさんあります。

そこで、こうした健康管理をきちっと守るグループと、そういう規制をまったくしない、好きなようにしていいグループをつくって、経過を見ることにしたのです。対象は、四十歳から四十五歳の働き盛りの上級管理職千二百人が選ばれました。責任ある立場で仕事をしている人たちですから、かなりのストレスがあります。彼らを六百人ずつのグループに分けました。

片方のグループには、定期的に栄養学的なチェックを行いました。塩分、甘い物、たばこと酒などをできるだけ控え、運動を積極的にするよう指示するなど、健康管理面を細かく指導しました。

一方のグループには、検査の目的を話さず、何も指導せず、ただ定期的に健康調査票に記入してもらいました。追跡期間は十五年にも及びました。

その結果やいかに――。比較試験のふたを開けてみると、予想とまったく反対の結果が出ました。健康のために一生懸命になり、あれこれ指導を受けたグループのほうに、心臓血管系の病気、高血圧などの病気が多く、しかも病気で亡くなる人や自殺者も多いことが分かったのです。

人間はみな同じではない

フィンランド症候群は、何を意味するのでしょうか。

「高血圧が続けば動脈硬化になりやすい」「塩分の取りすぎは胃がんになりやすい」と

いうようなこと自体は医学的に正しいのです。にもかかわらず、このような結果が出たということは、健康を左右するそれ以外の要素があるということです。

たとえば、たばこが身体に悪いというのも、医学的にほぼ一〇〇パーセント証明されています。それなのに個人差が出てくるのは、たばこの吸い方の違いによるのではないかと思うのです。

仮に、AさんとBさんという二人の喫煙者がいたとします。Aさんは、医者がたばこをやめろと言うがやめられない。自分の意思の弱さを情けなく思い、常に身体に悪いと感じながら吸っている。これに対してBさんは、人がなんと言おうとたばこをやめない。たばこを楽しみながら、生き生きと働いている。

Aさんのような吸い方では、いかにも身体に悪そうです。どうせ吸うなら、Bさんのような吸い方がいいのではないでしょうか。同じ条件でも、人それぞれの生き方や心の持ち方によって結果が違ってくるのではないかと、私は考えています。

同じことはストレスにもいえます。ストレスは身体に良くないと、みなさんは考えておられると思います。しかし、ストレスがまったくなかったらボケてしまいます。

ストレスがあるからこそ、元気でいられる面もあるのです。

要は、ストレスをどう受け止めるかということです。「冬は寒くて嫌だ」と言う人は、「夏も暑くて嫌だ」と言うでしょう。「冬はピリッと身が引き締まる」と言う人は、「夏はスカッと気が晴れる」と言うでしょう。そして、気持ちのいい汗をかいたあと、お風呂に入ったら、生きていて良かったと感じることでしょう。どう受け止めるかで、同じストレスでも違う結果になって現れてくると思うのです。

フィンランド症候群は、とかく虫メガネで健康をみがちな現代人に、さまざまな問題を提起していると思います。

通常、こういう大きな問題提起があると、必ず反論が出てくるものです。実験の解釈が間違っているとか、比べたグループが同じでないとか、だれかがケチをつけるものです。しかし、一九九一年に学説が発表されて以来、随分と時間が経過していますが、私の知る限り、異議や反論は出てきていません。

健康診断は病気製造機？

検査結果を鵜呑《うの》みにしない

「健康になりたい病」にかかると、健康診断を率先して受けるようになるものです。しかし、健康診断は上手に利用しないと〝病気製造機〟になる恐れがあります。極端な場合、もともと健康な人が病気と診断されてしまうこともあるのです。

健康診断を受けると、検査結果の一覧が届きます。コンピューターで処理されて、「高血圧」「高脂血症《こうしけっしょう》」などと印刷されて出てくるので、いかにも科学的に見えます。ところが、そのまま信用するのは問題なのです。

また、みなさんは、健康診断の検査項目が多いほど充実していて信頼できる、と思われるのではないでしょうか。ところが、検査項目が増えれば増えるほど、健康であっても「異常」と判定される確率が高くなるのです。そういうからくりが、検査の仕組み自体にあるのです。たとえば、十四項目の検査を受けると、健康であっても半分の人が「異常」といわれることになります。

これは、何をもって「正常」とするのかという判定基準が問題なのです。分かりやすく説明するために、病気の判定とは違いますが、ある地域の住民の平均身長を出す場合を考えてみましょう。測定結果を、一五〇センチの人が何人、一六〇センチの人が何人というふうに、横軸を身長、縦軸を人数とするグラフに表します。すると、グラフには釣り鐘《がね》状の曲線ができます。曲線の両端は、平均よりもかなり背の低い人と、背の高い人が、少数ですが分布します。健康診断の判定基準では、この両端のそれぞれ二・五パーセント、合計五パーセントを、あらかじめ「異常」と決めてしまうのです。つまり、九五パーセントは「正常」で、残りの五パーセントは自動的に「異常」となります。だから、百人が検査を受けると、五人は必ず「異常」と判定されることになるのです。

検査項目が一つだけなら九五パーセントは「正常」ですが、二つになると九五パーセント×九五パーセント＝九〇・二五パーセントに下がります。さらに、この計算を繰り返していくと、検査項目全部が「正常」の人は十四項目で五〇パーセント、三十一項目も受けると二〇パーセントしかいなくなります。ですから、検査結果で少しくらい「異常」と判定されてもあわてないことです。

たとえば、コレステロール値が二三〇ミリグラムや二四〇ミリグラムで少し高いといわれても、がっかりしないことです。最近（二〇〇一年六月）行われた日本動脈硬化学会では、正常値を二二〇ミリグラムから二四〇ミリグラムに引き上げることを決めました。コレステロール値は低ければいいというものではなく、二〇〇ミリグラム以下になると、かえって死亡率が高いことが分かってきたからでしょう。今回の正常値の引き上げによって、高脂血症の患者さんは半減すると思います。医者の言うことは、このように簡単に変わるのです。

とにかく、細かい検査結果に、いちいち一喜一憂しないことです。検査結果が「異常」であっても、すぐに病気ということにはなりません。逆に、「正常」であれば必ず健康であるということもいえません。健康診断の結果は、一つの判断材料として考えればいいのです。

検査は本来、診察の一部

なぜ、こんな現象が起きるのでしょうか。それは、検査は本来、診察の一部なのですが、健康診断では検査だけが独立してしまっているからです。

私たち医者が患者さんを診《み》るときは、問診《もんしん》といって話を聴くことから始めます。次に胸を聴診《ちょうしん》し、おなかを触診《しょくしん》します。身体の診察をしながら、どんな検査をするべきかを考えているのです。医者は患者さんに診察の結果を説明し、さらに検査が必要である場合は、同意を得て行います。一つの診断を下すために、問診・聴診・触診などと、検査結果を併せて、総合的に診察を行っているのです。

ところが最近は、病院の診察も検査中心になってきています。患者さんの中にも、いきなり「検査をしてください」と言う人が少なくありません。医者を信用せず、科学に裏づけられた検査しか頼りにしていないともいえます。

しかし、検査はいいことばかりではないのです。検査の種類によっては、危険を伴うものもあります。たとえば、大腸の内視鏡《ないしきょう》の検査がそうです。操作ミスで、腸に穴を開けてしまう事故も起こっているのです。

検査の必要性や危険性の説明を詳しく聞き、納得して受けるのならいいのですが、なかば強制されて、ということなら問題です。たとえば、がん検診で便の検査を受けたら、血液の反応が陽性と出た。有無を言わさず、精密検査が必要として大腸ファイバースコープ検査を受けた結果、腸に穴を開けられた、などということも起こり得るのです。

健康診断では、肝心の医者の診察や説明がほとんど抜けています。診断結果をポンと渡され、「大きな病院に行って精密検査を受けてください」と言われるのが、よくあるパターンだと思います。健康診断は近代的な検査機器を使い、いかにも科学的に見えますが、こうした問題点もあるのです。

自分の正常値を知る

それならば、健康診断をすっかりやめてしまえばいいのかというと、そうではありません。健康診断の目的は、症状が出ないうちに早く病気を見つけて手当てをすることにあります。検査結果を上手に読むことができれば、有効に活《い》かせるのです。

そのためには、まず「自分の正常値」を知ることです。健康診断の結果は「集団の正常値」を基準に判定されます。どんな集団の正常値を基準にするかによって、判定が変わってきます。ですから、それに頼りきってしまうのではなく、自分の正常値を知ることが大切なのです。

これは特に、お年寄りにいえることです。現在の健康診断の正常値は、二十歳から六十歳の健康な人のものです。若者とお年寄りでは当然、正常値は違うはずです。

健康診断を毎年同じ時期に同じ施設で受けていると、検査結果の値がいつもほぼ同じであることに気づきます。それが自分の正常値なのです。仮に値が集団の正常値から多少外れていても、毎年ほとんど変動のない場合は問題ありません。たとえば、愛煙家によく見られるのですが、白血球の数が正常値に比べて多い人がいます。しかし、例年の自分の値と比べて大差ない場合は心配ありません。けれども検査センターは、白血球が多いので精密検査を受けるようにと毎年、指示してきます。自分で検査結果を例年の値と比較することが大切なのです。

一方、検査結果を日々の暮らしに生かすことも重要です。これは高血圧や糖尿病にいえることです。たとえば、血糖値が年々上がっている場合、「ちょっと太りすぎかなぁ」「ストレスたまっているのかなぁ」「親父《おやじ》が糖尿病だったから遺伝かなぁ」などと診断結果を真摯《しんし》に受け止めてライフスタイルを改善する。そして体重を落とすと、血糖値は下がります。これは、健康診断を有効に活かしたことになります。

また、健康診断には貧血の検査があります。たとえば、ヘモグロビン（赤血球の中にある赤いタンパク質）の値がいままではずっと一三g／dl前後だったのが、今年は一一g／dlになっていた。これはなぜだろう、内臓のどこかで出血しているのではないかと疑って、大便の検査をすると血液反応が陽性と出た。そこで大腸の精密検査を受けると、がんだった。あとから振り返っても、自覚症状はまったくなかった。こういうケースのように、病気の早期発見につながることもあります。

これまで述べてきたように、自分の健康状態を検査結果だけで判断するのではなく、トータルな目で見てもらいたいのです。

そのために、できればかかりつけの医者（ホームドクター）を持つといいでしょう。一つの分野の専門医ではなく、どんな病気の相談にも乗ってくれる幅広い知識を持った医者が最適です。父や母の代からの長い付き合いがあって子どももお世話になっている、家のことや仕事のことまで知っていてアドバイスをしてくれる。こんな医者なら最高です。その人のことをよく知っていますから、「私はこう思う」というふうに、一般論でなく具体的に説明してくれるはずです。

バイキン恐怖症で人間は自滅する!?

風邪《かぜ》と〝コンビニ病院〟

平成八年、大阪府堺市で病原性大腸菌O《オー》―157による集団食中毒事件が発生しました。以来、とかく〝バイキン恐怖症〟になっている人が少なくありません。抗菌グッズと称する製品がどんどん売れていますが、これも異常だと思います。

O―157は、家畜などの糞便《ふんべん》中に以前から存在していましたが、これまではあまり問題になりませんでした。ところが人間の抵抗力が弱くなったために、感染が広がった一面があるのです。このことを、みなさんは忘れています。

最近は、少しくらいの風邪でも、「風邪かどうか自分で判断できない」「肺炎などの大きな病気だったら大変だから」と、病院に行く人が増えています。軽い風邪の症状で大学病院を受診し、血液検査、胸部のレントゲン写真、CTまで撮影してから「風邪です」と言われ、「やっぱり風邪ですか」と安心して帰っていった人の例が、ある本に紹介されていました。

子どもがくしゃみをしたり鼻水を出したりすると心配になり、夜中に病院へ連れていく若いお母さんも少なくありません。

病院の救急外来は二十四時間オープンで、手軽に診てくれる〝コンビニ病院〟というような感覚の人が多くなっています。そのために救急外来は、いまやパンク寸前です。緊急治療の必要のない人であふれていて、本当に急を要する患者さんの診察ができない状態なのです。

みなさんは、病院へ行けば安心だと思って救急外来に来られますが、実はそうではありません。当直の担当医は専門外のことが多いのです。当直はさまざまな科の医者が当番制でやっています。ですから、どんな患者さんでもきちんと診られるわけではないのです。子どもの場合、小児科専門の医者に診てもらえる確率は高くありません。

いま、私たちはバイキンや感染症に対して、あまりにも過敏になりすぎてはいないでしょうか。風邪なら、薬を飲んでも飲まなくても、いずれ治るのです。インフルエンザでも、ふだん元気な人であれば五日から一週間で良くなります。こうして自然に病気を治すと免疫力ができ、しかもそれが長続きします。高熱や関節の痛みで苦しんだ分だけ、抵抗力ができるからです。ですから感染症にかかるのも、あながち悪いことではないのです。

不潔な環境で育つとアトピーが少ない

私たちは、バイキンに対して恐怖心を持っています。バイキンは悪だと思っていますから、抗菌グッズが売れに売れているのです。ところが、健康に生きるためには、バイキンと仲良くしなければなりません。バイキンと共存することによって身体は強くなり、重い病気にかからなくて済むのです。

たとえば、A型の急性肝炎はウイルスが原因の感染症です。感染すると黄疸《おうだん》が出ますが、通常は一、二カ月で自然に治ります。ウイルスは患者さんの糞便《ふんべん》とともに排泄《はいせつ》され、手などを介して口から感染します。昔はだれでも、知らない間にこの病気にかかっていたものですが、下水道が整備されて衛生状態が良くなり、清潔に細かく気を使うようになった最近では少なくなりました。

ところが、この病気は年を取ってからかかると重症になるのです。できれば、若いうちにかかっておくほうがいいのです。

また、特定の病気の予防に使うワクチンは、弱いバイキンを食べたり注射したりすることで、その菌に対する抵抗力をつけるものです。ひと昔前まで、小児マヒにかかる子どもが多かったのですが、いまでは見られなくなりました。これは生ワクチンとして、小児マヒのウイルスを飲ませるようになったからです。

近年、日本ではアトピーが急激に増えています。アトピーは喘息《ぜんそく》、湿疹《しっしん》、花粉症と同じ、アレルギーによる病気ですが、原因の一つとして、私たちを取り巻く環境が清潔になりすぎ、子どものときにバイキンを食べていないことと関係があるという説が有力になりつつあります。

回虫博士として有名な藤田《ふじた》紘一郎《こういちろう》氏は、著書『清潔はビョーキだ』（朝日新聞社）の中で、回虫がいなくなったこととアレルギー疾患が増えたことを関連づけています。

アフリカなどではアレルギー性疾患が少ないのですが、それはいまでも寄生虫がおなかの中にいっぱいいるためだというのです。

免疫学の権威で『免疫の意味論』（青土社）の著書がある多田富雄《ただとみお》氏は、アトピーが増えたのは青洟《あおばな》を垂らす子がいなくなったことと関係があると述べています。

青洟は、副鼻腔炎《ふくびくうえん》、俗にいう蓄膿《ちくのう》の症状です。副鼻腔とは鼻の奥にある空気の入っている洞穴《ほらあな》で、そこにバイキンが入ってできたウミが青洟です。

たしかに私たちが子どものころは、みんな洟《はな》を垂らしていました。当時はティッシュなどありませんから、だれもが上着の袖《そで》で洟を拭《ふ》きました。だから、袖口は乾いた洟でテカテカです。私が生まれ育った兵庫県多可郡加美町《たかぐんかみちょう》は、町制の施行以前は杉原谷《すぎはらだに》村《むら》といい、杉の木がとても多い所でした。しかし、花粉症の人を見かけた記憶はありません。

最近、こうした感染とアトピーの関係を指摘する研究が、このほかにも報告されています。たとえば、家族が多い家庭の子どもにはアトピーが少ない。家族が少ない場合でも、保育所に早くから通った子どもにはアトピーが少ないといいます。おそらく、保育所でバイキンをいっぱい舐《な》めたり吸ったりしたためと考えられています。結核に感染すると、ツベルクリン反応が陽性になりますが、陰性の子どもにアトピーが多いことも分かっています。こうしたことは、世界的に信頼の高い医学雑誌などでも取り上げられています。

風邪をひくことは良くない、バイキンが悪いとは、一概にはいえないのです。常に清潔であることは、子どもにとって仇《あだ》となります。

快適な生活が身体を弱くする

子どもにとって環境を整えすぎることが、必ずしも良くない例はほかにもあります。子どもが転びやすいので、山にも登れないと聞いたことがあります。平坦な所だけで育てると、少しの凹凸にもバランスが取れず、つまずきやすくなるのです。

部屋の温度にしてもそうです。自宅でも保育所でもエアコンで細かく室温がコントロールされていると、自分で体温を調節できなくなります。人間は寒いと鳥肌《とりはだ》が立ちますが、これは体温が逃げないようにするとともに、体内で熱を起こしているのです。

反対に、暑いときは毛穴を開いて汗を出し、汗が蒸発するときに熱を放散して体温を下げます。このように人間の身体は本来、暑さ寒さに応じて自動的に反応するようにできているのです。この働きがうまくいかない子どもが、いま増えています。

快適な生活が悪影響を及ぼす例は、子どもに限らず、大人にも見られます。風呂に入らないと身体が脂《あぶら》ぎってきますが、この皮脂《ひし》は皮膚《ひふ》を保護しています。石鹸《せっけん》で身体をごしごし洗いすぎると、皮脂を洗い流すことになります。高齢になると脂分が少なくなって、皮膚がカサカサしてきます。そのなけなしの脂分を石鹸で洗い流してしまうと、老人性皮膚掻痒症《そうようしょう》に悩まされることになります。身体の汚れは、お湯だけでも結構落ちます。清潔好きだからといって、石鹸や洗剤を使いすぎると、元も子もなくなるのです。

健康を全人的にとらえる

人間とは何か――その六つの特性

なぜ、健康法や清潔にいろいろと気を使っても、かえって良くないことが起こるのでしょうか。それは「身体の健康」ばかりを考えているからなのです。

そもそも人間は、身体だけでできているわけではありません。人間とは何かを知り、身体面だけでなく、いろいろな観点から健康をとらえる必要があります。

私の恩師である澤瀉久敬《おもだかひさゆき》博士は、医学の哲学について、たくさんの本を残しておられます。先生は、京都大学文学部教授で文学博士だったのですが、のちに大阪大学の医学部で医学概論の講座を担当され、医学博士の学位も取られた方です。

澤瀉博士は、人間の特性として、次の六つを挙げておられます。犬や猫のような動物と共通の三つの部分と、人間を人間らしくしている三つの部分です。

動物と共通の部分としては、

①分子や原子からできている物質であること。焼いてしまえば、カルシウムやリン、水素や酸素に分解されてしまいます。これは人間も動物も植物もまったく変わりません。

②生物であること。その意味では植物も同じです。

③意識があること。

そして、人間らしい部分としては、

④人間社会の中で育てられて初めて人間になれるという社会的存在であること。

⑤一人ひとり違う人格を持っている人格的存在であること。

⑥いつかは死ぬことを自覚していること。

まず、四番目の特性は、人間は人間社会の中で生活を営むことによって、人間になるということです。分かりやすい例として、有名なオオカミ少女の話があります。

一九二〇年、インドのカルカッタの近くで、オオカミに育てられている女の子二人が発見されました。ある牧師が引き取って育てたのですが、言葉をいくら教えてもほとんど覚えません。言葉を覚える時期に教えられなかったので、身につかないのです。生活行動もオオカミと同じで、食事をするときは舌でペタペタと舐め、夜はオオカミのように遠吠《とおぼ》えするのです。もちろん人間の遺伝子を持ち、姿形は人間です。しかし、遅ればせながら人間社会に連れ戻して一生懸命教育しても、人間らしくはなれなかったのです。

このことは、私たちは人間社会の中で人間になることを如実に物語っています。日本で生まれ育ったから、日本人なのです。アメリカで育てられれば、英語がペラペラになるだけでなく、生活習慣や考え方もアメリカ人に近くなっていくのです。

五番目の特性は、人間は一人ひとり違う人格を持っているということです。親子であっても人格は違います。兄弟姉妹ならなおさらです。いま、人間の遺伝子が、どんどん解読されています。遺伝子という設計図をコピーすると、遺伝情報のまったく同じクローン人間をつくることさえ可能になってきています。その意味では、一卵性双生児《いちらんせいそうせいじ》は理論的には〝クローン人間〟ともいえます。

ところが、一卵性双生児であっても、どのように育てられたかによって、その人となりは違ってきます。同じ遺伝子を持っていても、表に現れてくるのは一部分なのです。いろいろな能力を与えられていても、伸ばす努力をしなかったら能力は眠ったままです。つまり、人格的存在としての特性は違ってくるのです。

六番目の特性は、人間はいずれ死ぬことを自覚しているということです。なかには、死を自覚していない人や、そんな不吉な話は大嫌いと、死に対して顔をそむけて生きている人、いつまでも幸せに生きられると無理にでも考えようとしている人もいます。けれども心の底では、やはり死ぬのが怖いのです。人間は死を自覚することによって苦しみますが、そのことで逆に人生の深みが増し、豊かになるともいえます。

健康は一人ひとり異なる

たしかに、医学の進歩には目覚ましいものがあります。それは、生物としての人間に対する医学が進歩してきているということなのです。その医学がそのまま、すべての人間に通用するわけではありません。人間は一人ひとり違うのです。

たとえば、新しい薬が出たときに、その薬が効くか効かないかを最初に試すのは動物です。動物実験では、人間とよく似た病気をつくり、成分がまったく同じ薬を体重一キロ当たりいくらと換算して投与します。次に、人間についての効果や副作用を確かめてから、製品として世に出します。いかにも科学的に見えますが、新しい薬が人間に効くか効かないかということになってくると、そう簡単ではありません。

その理由は、人間には人格があり、ものの考え方・受け止め方が一人ひとり違うからです。同じ薬であっても、通院している病院でもらう薬は効くけれども、院外薬局でもらった薬は効かないということもあり得ます。

私の勤めていた天理よろづ相談所病院「憩の家」でも、「そんな遠い所から天理まで薬をもらいに来なくても、近くの薬局でもらいなさい。処方箋《しょほうせん》を書いてあげましょう」と担当の医者が言うことがあります。ところが、言われた通りにしてみると、薬がいつものように効きません。どうしてでしょうか。

これは当たり前なのです。薬は成分だけで効いているのではないのです。患者さんの病院に対する信頼、主治医に対する信頼があるから効く面もあるのです。

このように、科学としての医学が進歩すればすべてのことが分かる、どんな病気も治る、と考えるのは錯覚です。もし、みなさんの中で、医学に対して絶対的な信頼を抱いている人がいたら考えを改めてください。動物実験のデータは科学的ですが、一人ひとりの患者さんにそのまま通用するとは限りません。薬が効くかどうかは、その人に試してみなければ分からない。これが正しい見方なのです。

プラシーボ（偽薬）の話

「薬は使ってみなければ分からないなんて、眉唾《まゆつば》ではないか」と疑っている人がいるかもしれませんから、「プラシーボ（偽薬）がよく効く」という話をしましょう。

新しい薬の製造・承認を厚生労働省から受けるためには、治験（臨床試験による薬物の効果の検定）が必要です。このとき、片方は本当の薬、片方は偽薬で比較試験をするのです。見た目には同じ色、同じ大きさです。口に入れたときに感じる味も同じにします。

試験に協力してくれる同じ病気の人をできるだけたくさん集めて、年齢、性別など条件を均等にした二つのグループに分けます。そして片方のグループには新薬、片方のグループには偽薬を処方します。このとき、飲んでいる薬が本物か偽物か、患者さんはもちろん知りません。薬を処方する医者も、調剤する薬剤師も知らないのです。知っていたら医者の態度に表れます。医者が「偽薬だから効かないな」と感じていると、患者さんに微妙に影響するのです。

患者さんも医者も知らないから、この比較試験のことを、「ダブル・ブラインド・テスト（double-blind test）」といいます。知っているのは試験を実施している別の機関のみです。

このようにして調べたら、どういう結果が出ると思いますか？　一般的には、偽薬の二〇〜三〇パーセントが効くといわれています。四人に一人の割合で、薬としての効果が見られるのです。「そんなばかな」と思われるでしょうが、これは科学的事実なのです。

身近な例でいえば、なかなか手に入りにくい高価な薬をやっと手にして、「これを飲めばきっと治る」と思って飲むときと、「これ、なんの薬？　どうしても飲まなければいけないの？」と思って飲む場合では、同じ薬でも効き方がまるで違ってくることと似ています。

薬だけでなく、医学で分かっていることは限られています。医学で解決できることは一部分なのです。

ところが「健康になりたい病」にかかっている人には、科学のみを信じている人が多いのです。科学は客観性や再現性を重要視します。だれがやっても、何回繰り返しても、同じ結果が出るものを求めます。同じ薬でもAという医者が出せば効くけれど、Bという医者が出したら効かないというのは認めません。科学は生物としての人間を対象とし、モルモットと同じように人間を見ようとします。一人ひとり違う存在である人間を無視するのです。にもかかわらず、「健康になりたい病」の人は、科学的な結果ならばと無批判に信じ、「私もやってみよう」と飛びつくことになるのです。

「顔つき」で健康度が分かる

健康とは何か

私はこれまで「健康」という言葉を断りなしに使ってきましたが、人間は一人ひとり異なる存在であるという前提に立つならば、万人に共通する健康を定義することは容易ではありません。健康問題について世界の総元締めであるＷＨＯ（世界保健機関）による健康の定義は、次のようになっています。

「健康とは、単に病気でないとか身体が弱くないということではなく、何事も前向きな姿勢で取り組めるような、肉体的、精神的及び社会的に完全に調和のとれた状態である」

さすがに、全人的に健康をとらえ、肉体的だけでなく、精神的、社会的な面にも理解が及んでいます。しかし、この定義では、健康の具体的なイメージが浮かんでこないのではないでしょうか。

一方、人間の特性のところで紹介した澤瀉久敬博士は、健康を次のように定義しています。

「朝、目が覚めたとき、体に異常を感じず、すぐに起きられるというだけでなく、また、ただ気持ちがさわやかであるというだけでなく、目が覚めるや否や、その日の仕事に対する熱意がわいて、じっとしておれないという状態、それが本当の健康といえる」

その日その日の気持ちや意欲を重視した健康の定義で、WHOの定義よりも具体的ですが、目の前の人が健康かどうかを判断する場合には役に立ちません。

「顔つき」で分かる健康

それでは、どうやって健康状態を全人的に判断すればいいのでしょうか。

人間は、身体の異常だけでなく、心の悩みがあったり、家庭や職場などに問題があれば、すべて顔つきに表れるものです。したがって、顔つきで診断すれば大きな間違いはないと、私は考えています。気持ちがワクワクしていて、他人から見ても生き生きしているかどうかが決め手なのです。

私は、天理よろづ相談所病院「憩の家」で長年にわたり、若い研修医（レジデント）の教育に携わってきました。研修医は検査を多く採り入れ、その結果をよりどころとして患者さんを診ようとする傾向があります。経験が未熟ですから、それはそれでやむを得ない面もあります。しかし、

「検査よりも大事なことがある。自分が受け持たせてもらっている患者さんの顔を、いつも謙虚な気持ちで見なさい。そこに答えが書いてある」

と、私はずっと言い続けてきました。

そのためには、一日に少なくとも二回は患者さんの所へ足を運ぶ必要があります。これを実践していると、何か変わったことがあればピンとくるのです。患者さんが落ち込んでいる場合は元気がありません。逆に、気持ちが弾んでいる場合は、ニコニコしています。

「なにか、いいことがあったんですか」

「よく聞いてくれました」

と話が弾むのです。

検査の上ではまったく変わった点はないけれども、なんとなく患者さんの元気がない。それが薬の副作用の前ぶれかもしれないし、患者さん自身の問題ではなく、家族のことで心を悩ませているのかもしれない。

ＷＨＯの健康の定義にもあるように、社会的な健康も大事です。社会というのは自分の家庭はもちろん、会社やご近所との付き合いも含まれます。このように、社会とうまくいっていない場合も健康とは言えず、顔つきに表れてくるのです。

自分のしたいことができれば健康

自分で自分の健康状態を判断するのに一番簡単な方法は、「いま、やりたいことがあるかどうか」であり、「それができれば健康である」と私は考えています。

ワクワクしながら自分のやりたいことができれば、顔つきも光り輝くことでしょう。

やりたいことは個人によっていろいろです。体力を必要とするものもありますが、体力のない人や高齢者でも、できることはいくらでもあります。

私はゴルフを少しやるのですが、ゴルフほどおもしろいものはありません。始める前と後で、これほど評価が変わるものもないでしょう。「止まっているボールを打って何が楽しいのか。広大なゴルフ場は自然を破壊する。亡国の遊びだ」と言っていた人が豹変《ひょうへん》します。駅のホームで傘《かさ》を振り回して、周りのひんしゅくを買うようになるのです。コースに出る朝は、天候が悪かろうが意に介しません。少しくらいの風邪だったら、家人が心配しても「大丈夫!」と言って出かけます。これも、私の言う「自分のやりたいことができれば健康」の定義に入ります。

健康かどうかは、むずかしく考えなくても、朝スッキリと目が覚めているか、その日やりたいことができているかなど、要するに、毎日喜び勇んで生活できているかで分かると思います。実は、こういうふうに人間をトータルにとらえるほうが、検査よりも的を射た診断ができるといっても過言ではありません。この考えを推し進めれば、「自分で健康と考えることができれば健康」ということもできます。

健康は生きる目的にならない

お相撲さんと健康

私は大相撲が大好きです。一瞬の勝負に感動する大相撲ファンも多いと思います。若花田《わかはなだ》関、貴花田《たかはなだ》関が出てきてだんだん強くなり、若乃花《わかのはな》、貴乃花《たかのはな》と改名して横綱になっていく。出世物語としての興味だけでなく、あのころの大相撲は躍動していました。

ところで、お相撲さんはどうして太っているのでしょうか。実は、生活習慣病の予防とまるで反対のことを、お相撲さんはしているからです。力士は太っていないと勝てません。舞《まい》の海《うみ》関のような小兵でも結構太っています。ボクシングのように持久力を要求されるスポーツは痩《や》せていても構いません。しかし、力士のようにバーンとぶつかって勝負する瞬発力は、体重がないと出ないのです。そのために食べるのです。最近、ＮＨＫのテレビ番組に寺尾関《てらお》が出演していました。寺尾関はお相撲さんの中ではスマートなほうですが、彼も太るために、おなかがいっぱいになっても、さらに食べるのだと話していました。ちょっと物を言おうとすると、食べた物が出そうになるくらいまで食べる。食後は、仰向《あおむ》けに寝たら苦しいから、頭を起こして寝る。強くなるためには、そうまでして太るのだそうです。

その結果、お相撲さんには生活習慣病が非常に多くなるのです。糖尿病、高血圧、痛風などの人がたくさんいます。したがって、お相撲さんの寿命は普通の人と比べて短くなります。歴代の横綱三十人の平均寿命は五十四歳です。平成十三年現在、日本人男性の平均寿命は七十七・六四歳。それよりも二十三歳余りも短いのです。

みなさんは、このお相撲さんの生き方をどのように受け取られるでしょうか。「そんな生き方はやめなさい」「日本から大相撲という不健康なスポーツをなくしましょう」と言う人があるでしょうか。これに似た話で、いかにも正義の味方のようにいわれていることが、私たちの周りには少なくないと思うのです。

大切なのは「何歳まで生きた」ということより、この世に生を受けてから亡くなるまで「いかに生きたか」にあるのではないでしょうか。つまり、生きた中身が大切なのです。たとえば、「四十歳から五十歳で死ぬ者が多い家系だけれど、自分は六十歳まで生きた」。これはこれで素晴らしいことです。その人の努力もあるでしょうし、周りの支えもあったことでしょう。

一方、駅のホームから落ちた人を助けようと線路に下りて、自分も亡くなるという痛ましいニュースがありました。おそらく考えて行動したのではなく、反射的に身体が動いたのだと思います。人だすけということを、あらためて問われているようで、私たちの胸にグサリと突き刺さるものがあります。

私たち一人ひとりの人生は違っています。また、寿命も長かったり短かったりします。しかし、それぞれ一生懸命に生き、みんなから「いい人だった」と言われる生涯。これこそが素晴らしい人生ではないでしょうか。

ところが現在の日本では、とにかく病気にならないこと、長生きすることが〝生きる目的〟になってしまっているようです。自分がいま存在するのは先祖のおかげ、社会のおかげだと感じない。幸せになるためには、どんなことでもしてやろう。他人はどうでもいい——そういう生き方が目立ちます。これでは、まさに社会的に不健康であり、「健康になりたい病」の重症患者ではないでしょうか。

健康は生きる目的にならない

このように考えてくると、万人に共通する完璧《かんぺき》な健康など存在しないことが分かります。ということは、万人に共通する健康法もないのです。

糖尿病を放っておいたら、失明したり腎臓が悪くなったりします。しかし、いろいろな治療法があり、これに従えば、糖尿病を抱えながら生活を楽しむことができます。これはすべての人に共通していえることです。

しかし、このような身体の問題以外に、私たちには一人ひとり違っていて他人と比べようのない大切なものがあるのです。それをしっかりと見据えたうえで、自分にとっての健康とは何かを考えるべきです。マスコミの情報に右往左往している人は、こういう考え方を見失っていないでしょうか。

国民的な人気作家の司馬遼太郎《しばりょうたろう》さんは、チェーンスモーカーとして有名でした。たばこに火がついているのに、次のたばこを取り出して火をつけるほどの愛煙家だったわけですが、司馬さんの作品は、亡くなられたいまも多くの人々に愛読されています。司馬さんの肉体は滅びましたが、司馬さんが精魂込めた作品はいまも生きており、私たちに働きかけている、といえるのではないでしょうか。

先ほど「精魂込めて」と言いましたが、私はこの言葉を、情熱を注ぐという意味ではなく、文字通り〝司馬さんの持つ「たましい」の力の限りに〟と考えているのです。つまり、「たましい」の働きで作品を書き上げ、その「たましい」の力がいまも人々に働きかけているということなのです。

このような「たましい」は、司馬さんのような特別な人でなくても、だれもがその人格の中核として持っているものだと思います。亡くなった人のことを思い出せば、その人となりや考え方、生涯でなし遂げたことなどが彷彿《ほうふつ》としてきます。言い換えれば、その人の「たましい」が蘇《よみがえ》ってくるともいえそうです。亡くなってからも、生きている者に有形無形の影響を与えている人は、周囲を見渡せばいくらでもいると思います。

不健康な生活をしながらも長生きし、大きな仕事をした人は芸術家にたくさん見られます。横山大観《よこやまたいかん》画伯は毎日一升酒を飲み、お酒を主食にしていたともいえる人ですが、後世に残る素晴らしい作品を多く描きました。

「それは極端な例だ」と言われるかもしれません。しかし、平凡な人間でも、自分が本当にしたいことは何かを見つけ、生きがいを持って生きることは大切だと思うのです。人間は何かの仕事に打ち込んでいて、「これを完成させるためにはどうしても時間がかかる。いまは死ねない」という場合、病気を無視して仕事に打ち込むと、予想以上に長く生きられることもあります。〝生きがい療法〟として、積極的に難病の治療に応用している医者もいるくらいです。このことは、「死を見つめ、いまを生きる」の項であらためて紹介します。

健康な身体があって初めて仕事ができるとは限りません。健康のためにひたすら生きているだけでは、人生は常に不安で自信のないものになるでしょう。

たばこが好きでやめられないなら吸えばいいのです。同じ吸うなら、感謝しておいしく吸う。その代わり、たばこを吸いながら人の悪口を言うのではなく、人のためになることをする。それが〝毒消し〟になると私は思います。

人間は、自分にとって一番大事なことは何かという中心になる価値観を持っていれば、むずかしい状況に身を置くことになっても的確な判断ができるものです。健康についても同じです。確かな価値観さえ持っていれば、膨大な情報に振り回されることなく、上手に健康情報や医療機関を活用することができると思います。

健康は生きる目的にはならないと、私は思います。

II

「病気」でなく「病人」をみる医療

患者中心の医療への転換

医療にはリスクがある

医療は本来、いいことずくめではありません。というのは、患者さんに痛みや傷害を与える面もあるからです。手術を例に挙げれば、手術前には嫌な検査を受けさせるばかりでなく、手術後には痛みを我慢させたり安静を強いたりもします。手術をすれば、以前より元気になるということで納得してもらうのです。

こうした従来の医療は、急性の病気や交通事故による外傷などには有効です。たとえば「高い熱が出て、胸が痛い。血痰《けったん》が出る」という症状の場合に、検査をして肺炎と分かれば、症状に合った薬を使えば良くなります。あるいは骨が折れたら、そこを接《つ》げば治ります。しかし、慢性の病気、特にお年寄りの病気には、この原則が当てはまりません。

日本人の平均寿命は、男女ともに世界一を更新し続けており、平成十三年現在、男性は七十七・六四歳、女性は八十四・六二歳にも及んでいます。こういう状況の中で、高齢者に対する医療はどうあるべきか、医者の役割はどのようなものかが問われています。

高齢者の病気の大半は慢性疾患です。慢性疾患の大部分は、いわゆる生活習慣病といわれるものです。生活習慣病の大きな特徴は、原因が一つではないということです。喫煙、飲酒、過食など、いろいろな要因が長年にわたって積み重なって発病します。ですから、急にたばこや酒をやめたり、コレステロールを下げたりしても、身体《からだ》は元通りにはなりません。急性疾患のように、科学的に診断をして原因を調べて、それを取り除く治療をすれば良くなるという論理がそのまま通用しないのです。

肺炎の場合、原因が肺炎球菌であれば、肺炎球菌に効くペニシリンで菌は死ぬので、熱は下がります。これは確実な治療法です。しかし新聞の死亡記事を見ると、高齢者の死亡原因として肺炎がいまでも多いことが分かります。高齢者には、この考え方が通用しないのです。この問題については、あとであらためて詳しく説明します。

医者と患者は大人と大人の関係で

これまでの医療では、医者と患者さんの関係は、「大人と幼児の関係」でした。医者が患者さんを庇護《ひご》するように扱ったり、「言うことを聞きなさい。聞かなかったら責任持ちませんよ」などと有無を言わせないようにしてきました。しかし、慢性疾患の診療では、医者と患者さんの関係も変わる必要があります。「大人と大人の関係」でなければ、患者さんの満足する診療はできないのです。

たとえば、生活習慣病の一つである糖尿病について、医者がいくら「糖尿病とはこういう病気です。あなたは標準体重をオーバーしているので、これだけ体重を減らしなさい。食事療法はこういうふうにしなさい。一日に何分歩きなさい」と事細かに指示したところで、患者さんがその通りに行動しなかったら意味がありません。子どもが〝お医者さんごっこ〟をしているようなものです。

糖尿病の診療で時代の最先端を行っている医者は、昔のように理屈で患者さんに説明するのではなく、いかにして患者さんの動機付けをするかを第一に考えています。「ちょっとやってみようかな」と思えるように働きかけるのです。

病気そのものについては、最近は医者の下手な説明よりも分かりやすく書いた本がいくらでも出ています。医者の大事な務めは、患者さんと向かい合ってライフスタイルを変えてもらうことなのです。それが病気の予防や治療につながっていきます。

問診は話を聴く診察

医者は診察の初めに患者さんの話を聞きます。これを問診と言います。聴診器を当てて呼吸音や心音を聴くのは聴診、「おなかをあけてください」と言っておなかを触るのは触診。そういう意味では、問診は「話を聴く診察」です。

しかし、これまでの問診は、患者さんを〝病気を持っている犯人〟に仕立てて取り調べるようなところがありました。要領よく話さなかったら、医者は怒りだします。「どうして病院に来たのですか。ポイントを押さえて話してください。次の患者さんが控えているのですから」と、まさに警察の取り調べさながらです。医者は、患者さんの顔色など見ていません。患者さんが不安におびえていても意に介しません。問診では、目の前の患者さんは病気なのかどうか、その病気は何なのか、その手がかりを得ようとします。患者さんが話を始めると、「こういう病気か。いや、ひょっとしてこっちかな」と、常に仮説を立てながら聴きます。そして、なんとか患者さんが受診するまでの筋道だった物語を書こうと思っているのです。ところが、こういう形の問診では、患者さんの人間像は見えてきません。

「血液検査をしましょう」「CTを撮りましょう」と言う前に、目の前のAさんはどんな人なのか、まずこれを把握しないとだめなのです。話を聴きながらコミュニケーションを図ることも大事です。

医者と患者さんが大人と大人の関係を持つには、まず医者が患者さんの人格を認めるところからスタートしなければなりません。医者にとっては、患者さんから「この先生は良さそうだ。私の言いたいことを知っているかのように聞きだしてくれる」と思われることが大切なのです。

「医療面接」

私が勤めていた天理よろづ相談所病院「憩の家」では、若い医者に、患者さんが診察室に入ってきたらまずあいさつをし、できれば立って迎えるよう指導しています。社会人であれば、初対面の人にあいさつをし、名乗るのは当然です。医者と患者の関係にも、それが必要なのです。

また以前は、医者は申し訳程度に小さい名札を付けていましたが、写真入りの大きなものに改めました。患者さんが、自分は○○という医者に診てもらっているということが、よく分かるようにとの配慮からです。

とにかく、患者さんの話の聴き方をはじめとして、いままでの医療とこれからの医療は大きく違ってきているのです。このように、問診と同時に信頼関係を築いていこうとする話の聴き方を「医療面接」と私たちは呼んでいます。患者さんの人格を尊重して、社会人対社会人として対応するということです。

これまでの医療のもう一つの問題点は、医者から見た問題点と、患者さんが心配する点が必ずしも一致しないということです。「病院に行ったものの、自分が本当に気になっていることを言えずに、医者の言いなりに検査を受けるはめになった」などということも少なくないのです。

実際、こんな例がありました。八十歳のあるお年寄りは、ひざの関節が痛むので総合病院で診察してもらうことにしました。手術で良くなると言われたので入院したのですが、レントゲン検査で肺がんが見つかったのです。病院側は、高齢ではあるが体力があるから、いまなら完全に患部を切除できると判断し、「ひざの手術は後にして、先に肺の手術をしましょう」としつこく勧めました。しかし、このお年寄りは絶対に嫌だと拒否しました。家族の意見も分かれたのですが、結局、「どうなっても構いません」と一札入れて退院してしまったのです。このあと、ひざの関節の治療もその病院では受けませんでした。

この例のように、患者さんが病院に行った目的とまったく違う病気が見つかっても、強引に治療しようとするのは本末転倒です。これまではそうした対応でも通用したのですが、今後は患者さんの気持ちを大切にする医療が求められると思います。

慢性疾患中心の医療へ

なぜ、病気中心の医療から患者さん中心の医療に向かっているのかというと、次のような理由があります。一つ目は、すでに述べたように、病気の主体が急性疾患から慢性疾患へと変わってきたことです。

二つ目は、日本が超高齢社会に向かって急速に進んでいることです。六十五歳以上の高齢者人口は、二〇〇一年現在で一七・六九パーセントですが、二〇二五年には二六パーセントになると予測されています。一方、若い人は結婚しなくなり、結婚しても子どもをもうけない夫婦も増えました。そのため少子社会になっています。人口に対するお年寄りの割合が大きくなり、お年寄り特有の慢性の病気が増えてくると、「病気を持ちながら、いかに生きるか」が重要な課題になってきます。

三つ目は、国民一人ひとりが自分の生き方は自分で決めたいという傾向になってきたことです。治療を受けるか受けないか、手術をするのかしないのか、医者が一方的に決めるのではなく、自分も決定に参加したいという人が増えています。

四つ目は、患者さんが自らの権利に対する意識を非常に強く持つようになってきたことです。

浜松医科大学の教授であった植村研一《うえむらけんいち》氏は、こうした医療の転換を、「DOS《ドス》からPOS《ポス》へ」という分かりやすいキャッチフレーズで表現しています。DOSは、Disease/Doctor Oriented System の略で、Disease（病気）や Doctor（医者）中心の医療を意味します。

これに対してPOSは、Patient/Problem Oriented System の略で、Patient（患者）や Problem（患者さんの抱える問題）中心の医療を意味します。すなわち、「DOSからPOSへ」は、「病気、医者中心の医療から、患者さん中心の医療へ」ということです。

従来の医療はとにかく病気中心で、科学的に正確な診断をして治療をすれば良くなるという考え方でした。しかし今後は、これまで診断の対象でなかったことでも、患者さんが抱えている問題はそのまま問題として受け止めることが大事になってきます。「しんどいのです」と言われれば、「しんどい」が問題なのです。「仕事に行きたくない」と言われれば、それが問題なのです。

「血液検査も胸のレントゲンも異常なし。だから病気ではありません。大丈夫、会社へ行ってください」と言うのは、検査で分かる病気しか診ていないのです。そうではなく、検査では異常がなくても、患者さんが「おなかが痛い、頭が痛い」と言ったら、そのまま問題として受け止め、対策を考えなければなりません。

病人をトータルでみる

実際、患者さんを診るときに、表に現れている症状の背後に問題があるケースはいくらでもあります。それは社会的な問題です。その中で最も病気と関係しているのは、家族関係です。親子や夫婦間の葛藤《かっとう》が身体の病気となって現れてくるのです。早い話、夫婦げんかをした日は、ご飯がおいしくなかったり胃が痛んだりします。子どもの場合は、同級生やクラブの仲間、受け持ちの先生との関係などが影響します。仕事をしている人であれば、職場の問題です。こういうふうに患者さんを身体面だけでなく、心理面や社会面から全人的に診ていくわけです。

患者さんをトータルで診るとは、どういうことでしょうか。胃がんと診断されたA

さんを例に挙げて、具体的に説明します。病気中心、医者中心の考え方からすると、Aさんではなく、「ケースA」となります。胃がんの診断法や治療法を研究している医者は、Aさんがどんな人なのか、ふだんはどんな生活をしていて、どんな価値観や死生観を持っているのかは念頭にありません。これに対して、患者さんをトータルに診る場合には、Aさんのバックグラウンドを重視します。

「もう私は十分に生きた。がんと仲良く暮らしていきます」と言う人であれば、積極的な治療は必要ありません。胃がんそのものより、胃がんを患っているAさんにとって最善の方策を考えます。これが「DOSからPOSへ」の医療なのです。

天理よろづ相談所病院「憩の家」と全人医療

日本の全人医療のさきがけ

私は、奈良県天理市にある天理よろづ相談所病院「憩の家」に二十八年間勤めていました。この病院は、昭和十年（一九三五年）に天理教によって設立されました。なぜ「よろづ」という言葉が使われたのか、その理由は次の通りです。

天理教は幕末期、中山みき教祖によって創《はじ》められた宗教です。その教えの中に「よろづたすけ」という言葉があります。つまり、この病院の名称は、一切の悩みや苦しみから世界中の人々を解き放ち、この世に陽気ぐらしを実現させるという教えに由来するのです。

天理よろづ相談所は、「身上部《みじょう》」「事情部」「世話部」の三部門から成っていて、患者さんに対してあらゆる角度からお世話をさせていただこうという理念を掲げています。

「身上部」は、いわゆる一般の病院と同じように、医学的な立場から治療に当たります。

「事情部」は精神、心理的な悩みの解決を図ります。

「世話部」は患者さんの生活面や経済面の問題を担当するメディカル・ソーシャルワーカー的な部門です。

このように、身体的な側面だけでなく、患者さんのどんな悩みや相談ごとにも応じていこうという高邁《こうまい》な理想を掲げたのが、いまから七十年近く前のことです。

日本では現在、こうした医療がまさに求められており、全人医療(holistic medicine)と呼ばれています。人間を丸ごととらえ、あらゆる角度からアプローチする医療を意味します。その特徴は次の四つです。

(一) メディカル(medical)。病気のことを徹底的に調べて、治療する。

（二）サイコロジカル（psychological）。精神、心理的な面からアプローチする。
（三）ソーシャル（social）。社会的な面からアプローチする。
（四）スピリチュアル（spiritual）。霊的な問題（たましいの面）からアプローチする。
具体的には、末期医療における苦しみがあります。死んだ後どうなるのか。あの世はあるのか。死ぬのが怖い。こういう悩みは、人間に固有のものです。

天理よろづ相談所病院「憩の家」は昭和四十一年に、近代的な病院として生まれ変わり、専門診療のレベルの高さで瞬く間に全国に知られるようになりました。その後、設立の趣旨をより具現化していくために、昭和五十一年から専門診療に対して「総合診療」を始めました。

ハードの面では、総合外来と総合病棟を新たに設けました。ソフトの面では、全人医療を実践できる医者を育てるために「レジデント制度」という若い医者を対象とする研修制度を導入しました。大学を卒業後一年目から六年目まで、臨床研修を続けるシステムです。全人医療ができて、しかも得意な専門分野も持っているような医者を育成することを目指しています。

現在、各地の大学の付属病院に「総合診療部」が相次いで開設されています。一般病院でも、厚生労働省が教育病院として指定しているような大きな病院には、総合診療科がある所が少なくありません。

日本でこの総合診療を最初に始めたのが、天理よろづ相談所病院「憩の家」なのです。ですから日本の総合診療に関する文献には、必ず天理よろづ相談所病院の名前が出てきます。私たちはこのことを、非常に誇らしく名誉なことと考えています。

病気中心の専門診療

現在の医療の中心は、専門診療です。専門診療の拠《よ》って立つところは科学です。医学が科学たり得るゆえんは、これまでにも述べたように検査にあります。一つの病気に対して、医者によって診断が違っていては科学的とはいえません。同じ診断であれば、ベテランの医者が薬を処方しても、大学を卒業したての医者が処方しても、同じ結果が出る。この客観性と再現性が科学なのです。

専門診療は、どこまでも細かく病気を診ていきます。心臓の病気はたくさんありますから、「心臓病の専門家」というのは、まだ専門家とはいえないのです。狭心症《きょうしんしょう》や心筋梗塞《しんきんこうそく》についていえば、精密に診断する専門家と特殊な治療をする専門家に分かれていきます。

診断の専門家は、狭心症や心筋梗塞をきちんと診断するために、カテーテル検査を行います。腕や脚《あし》の動脈から細い管（カテーテル）を心臓まで入れ、造影剤を注入して心臓の筋肉を養っている血管（冠状動脈）の写真を撮るのです。三本ある冠状動脈のどこが何パーセント閉塞しているかを検査します。結果によって治療法も変わってきますから、非常に大事な検査です。カテーテルを入れるには高度の技術を要しますので、まさに専門家といえます。

冠状動脈には右と左があります。半分冗談ですが、右へ入れるのが得意な専門医と左へ入れるのが得意な専門医がいるといわれるくらい高度な技術が必要です。

このように、専門診療はどこまでも細分化していきます。ですから、病人の全体像が見えなくなるおそれがあります。患者さんがどのように感じているのか、お構いなしに診療を進めてしまいやすい本質を持っているのです。これでは「病人を診ないで病気を診る」ことになります。

この反省から、最近では「病気を診ずして病人を診よ」といわれるようになりました。人間の遺伝子がすべて解明されようとしている現在、このように進歩した医学は専門診療の分野です。病気のことはずいぶん詳しく分かるようになり、治療法も新しく開発されました。しかし、診断がついても的確な治療法のない病気も少なくありません。たとえ診断がつかなくても、病人の痛みを取り、苦しみをなくす治療はできるはずです。一番大事なのは、病人の苦しみや悩みを解決する医学なのです。

丸ごと人間を診る総合診療

私は、天理よろづ相談所病院「憩の家」に総合診療が導入された当初から、二十五年間にわたり、その運営に携わってきました。総合診療とはひと言で表現すれば、患者さんを〝丸ごと診る〟ということです。極端な言い方をすると、診断がつかなくても、薬や注射を使わなくても、患者さんが元気になったらよしとします。実際、話をじっくり聴いてもらうだけで気持ちが楽になり、元気になる患者さんの例はいくらでもあります。診断がつかなければ治療ができないとして、検査を重視する専門診療と大きく異なる点です。

総合診療と専門診療の関係は、裁縫《さいほう》で使う針と針山にたとえることができます。専門診療の各科は一本一本の針です。総合診療は、それらを束ねる針山です。つまり、それぞれに細分化して独立してしまった専門診療を、つないでまとめる働きをするのです。

日本の医療はＤＯＳからＰＯＳへ転換する必要があると前に述べましたが、医療の主役を担う医者もその方向に向かわなければなりません。それには、医学教育の内容が重要になります。

従来、大学の医学部を卒業した医者の臨床研修は義務づけられていませんでした。また、研修が行われるにしても、その内容は、将来専攻する専門科に所属して研修することがほとんどでした。しかし、医者の臨床研修を必修化する法案が国会を通過し、平成十六年度から実施されることになりました。この法律の重要な点は、臨床研修の単なる必修化ではなく、総合診療方式に基づいて内科、外科、小児科、救急部門などを幅広く研修することになっていることです。

総合診療の先駆けとなり、臨床研修についても総合診療方式のモデルを提供してきた私たちとしては感慨無量のものがあります。

天理よろづ相談所病院「憩の家」における研修には、いくつかの特徴があります。その一つは「一日二回の病室訪問」です。どんなに忙しくても一日に最低二回は受け持ちの患者さんのベッドサイドへ足を運びなさいと、私は研修医に厳しく言ってきました。最初の訪問は身体診察、検査や治療の説明のため。もう一回は患者さんの話を聴くためです。時間はたとえ短くてもよい。時間帯も、患者さんの迷惑にならなければ早くても遅くても構わない。ただし、立ったまま聴いてはいけない。ベッドサイドには必ず小さな丸いすがあるので、それに腰掛け、目線を合わせて聴く。言うことがなかったら、黙っていてもよい。患者さんのほうから何か言ってもらえるし、どちらも黙っていても顔を見合わせること自体に意義がある。とにかく、この「一日二回の病室訪問」は頭で考える以上に患者さんに喜んでもらえるのです。

患者さんをすっぽりと受け入れて話を聴くと、患者さんの心理面や社会面を含めた本当の悩みや問題を聞き出すことができますし、「顔つき診断」により患者さんの全体像を把握することもできます。また容体の変化をいち早く知り、迅速《じんそく》に対策を講じることができるなど、その効果は計り知れません。

患者さんの話に耳を傾けるこうした実践は、研修医だから必要なのではなく、すべての医者に求められる「患者さん中心の医療」の原点であると私は考えています。

Ⅲ　がん診療の問題点と付き合い方

怖いがん、怖くないがん

がんもいろいろ

がんについては、これまで一般的に次のように考えられてきました。

「がんは怖い。死に病である」

「非常に苦しむ。痛い」

「がんにだけはなりたくない」

そして、

「自分の身内からがん患者が出たら隠せ。がんの家系といわれたら縁談にも差し支える」

これは作り話ではありません。二十年近く前になりますが、私のかかわった患者さんの家族がおっしゃったことです。それくらい、がんは忌み嫌われてきたのです。

ですから、なんとしてもがんになりたくない。早期発見、早期治療が第一。健康診断をきちんと受け、がんが見つかったら急いで手術を受ける。それがだめなら、抗がん剤を注射してもらう。それでもダメなら、やることをやったから仕方ないと諦《あきら》める。これが、いままでのわが国のがんに対する常識でした。

果たして、がんは本当にそういう病気なのでしょうか。一部のがんが、恐ろしい病気であるのは事実です。あっという間に進行するがんがあること、痛みが末期に来ること、死に病であること、これも事実です。ところが、同じがんでありながら、全然悪さをしない、放っておいてもどんどん大きくならない。そういうがんも少なくないことが、だんだんはっきりしてきたのです。

がんは生活習慣病の一つです。十年二十年かかって、表に顔を出してくる慢性の病気です。日本ではがん検診が非常に盛んですが、皮肉なことに検診で発見されるのは症状のない、言ってみれば悪さをしていない段階のがんが多いのです。

もう一つの問題点は、必ずしも抗がん剤が効くとは限らないということです。よく効くのは血液や生殖器のがん、子どものがんなど一部に限られます。これらのがんには、かなり進んだ段階でも効果があります。しかし、それ以外のがんについては、信頼できる抗がん剤は非常に少ないのです。それは、人間が一人ひとり違うように、がんにも特徴があるからです。

がんになったら、まずはあわてないこと。そして、がんがどのような病気なのかを知り、自分にとって一番大事なものを中心に据えて、納得のいく賢い判断をしなければなりません。

がん細胞は顔つきで診断する

がんの診断は、「病理組織診断」といって、顕微鏡で見た細胞の顔つきの悪性度によって行われています。

たとえば胃の場合、がんの疑いのある組織の一部を、胃カメラを見ながら採取します。これを薄くスライスして、スライドガラスの上に乗せて色素で染め、顕微鏡で見ます。そして、正常な胃の細胞を基準にして、「これは悪そうな顔をしている」「これはおとなしい顔をしている」というふうに診断していくのです。明らかにがんと分かる場合や、異常なしといえる場合はいいのですが、どちらか決まらない場合もあります。

がんの病理組織診断の判定は五段階に分かれています。「どこから見てもがんに間違いない、しかも組織が全部がんである」というのは五。「少ないが確かに組織の中にがん細胞がある」というのは四。「悪性とも良性とも言えない」場合は三。そして二と一は、がんではないグループです。

がんの診断は、こういう曖昧《あいまい》なものなのです。ですから病理診断の医者が未熟であれば、がんでもないのにがんと診断されたり、がんであるのにがんでないと診断されたりするケースも起こり得ます。

つまり、病理組織診断の判定は一〇〇パーセント正確ではないのです。そのがんを放っておいたらどんどん大きくなって命を奪うものかどうか、あるいはほかの場所へ転移するかどうかも、厳密にはあとから分かることです。あくまで顕微鏡で見た組織の所見で、がんと診断しているのです。

がんを放置するとどうなるか

胃がんは早期の段階で手術をすれば、一〇〇パーセント治ります。これにウソはありません。しかし、もし手術をしなかったら、いったいどうなるのでしょうか。日本では、がんが悪さをする前に胃を全部取ってしまいますから、この問いに対する答えはありません。

しかし最近、貴重なデータが出てきました。東京都のがん検診センターが、胃カメラによるがん検診を受けて、がんと診断されなかった人のフィルムを十年間にわたって再点検しました。すると、十六人にがんが見つかったのです。

がんを見逃された十六人が、その後どうしているかを調べてみると、進行がんになっていた人はそのうちの一人でした。ほかの十五人はこの十年間、悪さをしない早期がんのままだったのです。しかも、がんの大きさが十年間、まったく変わっていない人もいました。要するに、十年間で本物のがんになったのは、十六人のうち一人だったということです。

これは胃がんの例ですが、肺がんなどについては、はっきりとしたデータが外国で発表されています。その一つが、NIH（ナショナル・インスティテュート・オブ・ヘルス）というアメリカの公的な研究所が企画して、メイヨークリニックという超一流病院で行われた肺がん検診の有効性に関する研究です。

この研究は、ヘビースモーカー九千人を、四千五百人ずつ二つのグループに分けて行われました。そして一方のAグループは、四カ月ごとに喀痰《かくたん》にがん細胞がないかを検査し、レントゲン写真を撮りました。もう一方のBグループは、一年に一回、レントゲン撮影だけを行いました。そして十一年間追跡し、比較したのです。

すると、Aグループの人に、がんが早くたくさん見つかり、早期に手術ができました。これは予想されたことでした。ところが、肺がんで死なずに長生きした人はどちらのグループに多いかを調べたところ、結果はまったく変わらなかったのです。

Aグループのほうが長生きし、Bグループのほうが肺がんで早く死んだ人が多いというのなら、まさに健康診断による早期発見・早期治療の効果が証明されることになったのですが、そうではなかったのです。

これはどういうことなのでしょうか。Aグループに、がんが多く存在したわけではありません。Bグループにも同じ数だけがんが隠れているのです。ただ、検査をしなかったから「知らぬが仏《ほとけ》」だっただけです。

一方は「知らぬが仏」で生きてきた。もう一方は肺がんが分かったために手術を受けた。どちらが長生きしたかといえば、変わらない。これがこの研究の結論です。これと同じことが、乳がん検診についてもいわれています。

高齢者のがん検診の問題

がん検診の一番大事なポイントは、悪いがん（悪性腫瘍《しゅよう》）を早く見つけて治療することです。ところが、検診で見つけているのは、本当に悪いがんではなく、実はおとなしいがんということになると、これは問題です。

先ほどの東京都の胃がん検診のデータでいえば、十六人のうち十五人までが、そういう患者さんだったのです。

いま、国が良いことをしていると考えている政策で、私に言わせると、これはむしろ良くないと思うことがあります。それは、老人保健法に基づいて行われてきた老人のがん検診です。本人が嫌でも検査を受けさせられます。

検便をして便に血が混じっていたら、「精密検査を受けてください」と言われます。胃の検査ならまだしも、腸の精密検査は大変なのです。レントゲン検査をするために、おなかをからっぽにして、お尻のほうから点滴をするような形でバリウムを入れます。年配の方なら子どものころ、アマガエルのお尻に麦わらを差し込んで空気を吹き込む悪さをした人もあると思いますが、あれと同じような状態です。おなかにいっぱい空気を入れて、「あっち向いて。こっち向いて」と指示されます。空気で膨らませた腸にバリウムをくっつけてたくさんの写真を撮るためです。

検査自体も苦しいし、検査の前の処置も大変です。大量の下剤を飲んだり、浣腸《かんちょう》したりしなければなりません。腸に便が残っていると、がんやポリープと間違うことがあるからです。

これとは別に、大腸ファイバースコープというカメラによる検査もあります。カメラをお尻のほうからずっと入れていくのです。大腸というのは、途中で二カ所ほど大きく曲がっていてヘアピンカーブを描いています。その部分にカメラを通すのは、職人芸なのです。ファイバースコープの長さは約一・五メートル。これを長さ約二メートルの大腸に沿って折り畳みながら入れていきます。特に、ヘアピンカーブを曲がるときに、ものすごく苦しむ患者さんもいます。腸の癒着《ゆちゃく》が原因の場合もありますが、医者のテクニックの巧拙《こうせつ》もかなり影響します。

このようなつらく苦しい検査を、何事もなく普通に生活しているお年寄りに行うと、本当の病気になる可能性があります。こうした検査はストレスそのものだからです。あるいは前にも述べたように、腸に穴を開けてしまう事故の可能性もあります。

がんが怖いからといって、このように負担の大きい検査を無理やり受けさせるのは明らかに間違いです。といって、全部やめてしまえというのではありません。腹痛や下血などの症状があれば、もちろん検査は必要です。

私が言いたいのは、症状のない人、希望しない人に無理やり検査を受けさせたり、ちょっとした異常を見つけては苦しい精密検査を強いるのはやめようということです。本人の納得なしにやることが問題なのです。

ある患者さんから、「うちは、がんの家系なんです。父も母も兄も胃がん。私も胃がんだと思いますから調べてください」と言われて、検査をしたら本当に胃がんだったことがあります。事実、腸にがんが多発する家系がありますから、症状がなくても検査をすること自体が間違いではありません。国が検診を行うことを法律で決めて、お金を出す。無料だから受けなさいと、強制することが問題なのです。

私の外来に来られるある患者さんは、時たま泣きべそをかきながら、次のように言われます。

「本当は、がんの精密検査を受けたくないんです。だけど役場から『精密検査を受けたか』と、しょっちゅう催促が来る。『大きな病院へ行って、異常なしの証明書をもらってきてください』と言われるんです」

これでは、だれのために検診をしているのか分かりません。役所の立場のためにやっているといえなくもありません。「検診でひっかかった人が精密検査を受けなくて、もし、がんだったら自分たちの責任になる。だから病院に行って『異常なし』という証明書をもらってこい」ということなのです。高齢者のがん検診の裏側には、こういった面もあることを覚えておいてください。

がんの治療は医者任せではだめ

がん検診は自分の判断で受ける

がん検診をはじめ、各種検査は自分の判断で受けることです。私は以前、毎年一回、胃カメラをのんでいました。受診の理由の一つには、患者さんに胃カメラをのみなさいと勧めるわけですから、それがどんなものなのか、自分で知っておく必要があると考えたこともありました。医者というのは往々にして、患者さんに検査を受けなさいと勧める割に、自分自身は検査を受けるのが苦手なものです。検査を受けるとき苦しむことが多いからです。しかし、私は大丈夫でした。

この胃カメラ検査をやめてしまったのは、あるとき、十二指腸や胃にポリープが見つかったのがきっかけでした。ポリープとは、粘膜の隆起をいいます。鼻にできれば鼻ポリープ、胆嚢《たんのう》にできれば胆嚢ポリープ、大腸にできれば大腸ポリープと呼びます。大部分が良性ですが、なかにはがん細胞の見つかるものや、前がん状態のものもあります。私のポリープは病理検査をしてもらった結果、良性でした。

しかしそのとき、ふと考えたのです。毎年検査を受けていてがん細胞が見つかったら、自分は無条件に手術を受けるだろうか。手術後にスムーズに食事ができなくなったり、体力が落ちることもあるから、きっと迷うかもしれない。それならば、症状が出るまで検査を受けないほうがストレスにもならない。このように考えて、カメラをのまないで様子を見ることにしたのです。

もう一つ、カメラをやめた理由は、ヘリコバクター・ピロリ菌というバイキンが、胃カメラを介して感染する可能性があることを知ったからです。この菌が胃潰瘍《いかいよう》や胃がんの原因になることが分かってきています。たばこや不摂生が原因といわれながら、胃潰瘍や十二指腸潰瘍にずっと苦しんでいた人が、ピロリ菌に感染していることが分かって抗生物質で治療したところ、すっかり良くなった、というような例が珍しくありません。なお、現在はカメラを消毒して使用しています。

検査には、このようなリスクもあるのです。納得して受けるのならいいのですが、医者が勧めたからといって、無条件に受けるのはやめたほうがいいと思います。

このようなわけで、私は検査を受けていません。ですから、現在は自分の胃の中がどうなっているのかまったく知りません。しかし、これからも絶対検査を受けないということではないのです。胃が痛いとか、すぐおなかがつかえるというような症状が出てきたときには、私も精密検査を受けます。何か変だ、いつもと違う。これは本人しか分からないことで、医者が指摘できるものではありません。本人の〝気づき〟です。このことを大切にしたいと考えています。

これからの医療は、すべて医者任せにしないことです。しかし、自分で判断し選択するということは、その結果についても自分で責任を取るということなのです。このことを忘れてはなりません。

私のケース――尿が出なくなったが受診せず

私自身の体験を、もう一つ述べたいと思います。あるとき、尿が出なくなったことがあります。

　時間がかかっても出ればいいのですが、公衆トイレなどで横に人がいたり、混んでいて後ろに立たれたりすると、ますます出ません。「時間がかかるなぁ」と後ろの人が思っているだろうなどと考えると、もうだめです。まだ尿が出ていないのに、いったん便器から離れることもありました。飛行機に乗るときは、機内にトイレが少ないですから、水分を極力取らないようにして、着陸まで戦々恐々《せんせんきょうきょう》としていました。

　このように尿の出が悪くなると、一般には、前立腺肥大症《ぜんりつせんひだいしょう》や前立腺がんを疑います。前立腺肥大症は男性特有の病気です。前立腺は尿道を取り巻くように存在します。尿は腎臓でつくられたあと膀胱《ぼうこう》にたまり、膀胱から尿道を通って外へ出ます。前立腺が肥大すると尿道を狭めることになり、尿が出にくくなるわけです。進行すると腎臓《じんぞう》に影響を及ぼし、尿毒症《にょうどくしょう》や敗血症《はいけつしょう》を引き起こすこともあります。

　しかし、私は泌尿器科《ひにょうきか》の診察を受けませんでした。そして、医学関係の本を置いている大きな本屋へ飛び込み、『前立腺ガンで死なないために』という本を見つけて一気に読みました。まずは自分の症状のことを、よく知ろうと思ったのです。

そして分かったことは、いろいろな検査の方法がありますが、最終的には前立腺の六カ所ぐらいから組織を採って検査をし、そのうちの一つにでもがん細胞が見つかったら、がんと診断されるということ。治療法としては、手術や女性ホルモン療法などがあること。治療に伴う後遺症も少なくないということなどでした。

このときちょうど、がん検診で前立腺がんが見つかった知人が手術を受けました。早期発見・早期治療でした。しかし後日、彼が言うには、力を入れると、尿がピュッと漏《も》れるというのです。気の毒で、それ以上話を聞けなかったのですが、男性の機能はどうなったのか、とても気になりました。

私は、これと同じことが自分の身に起これば、耐えられないと思いました。そして、検査や手術のリスクと、自分のいまの状況をよく考えたうえで、専門医を受診する考えを捨てて、もうしばらく様子を見ることにしました。

「もし、このまま症状が進んで完全に尿が出なくなってしまったら、そのときは観念して受診しよう。お願いしますと頭を下げて検査を受け、必要なら手術も受けよう」

私はこのように居直って、検査も受けずにきょうまで来ました。

ところが腹が据わると、なんとか尿が出るようになったのです。精神的な安定感を得たのでしょう。「早く出さないといけない」「みんながどう思っているだろう」と、周りを気にしていたのが良くなかったようです。居直った結果として膀胱括約筋《かつやくきん》の緊張を解くことになり、尿が出始めたのではないかと考えています。

もう一つ、効果があったのではないかと思うのは、毎日お風呂《ふろ》で続けている下半身浴です。湯加減を三九度と低めにして、十分間以上入っています。私は数年前から、腰痛対策でスイミングスクールに通っているのですが、プールで冷えるのが前立腺に良くないのではないかと考えたのです。

とはいえ、私の場合は、たまたまうまくいっただけなのかもしれません。これから先、どうなるかも分かりません。しかし、耐えられない症状が出るまでは、専門科を受診しないつもりです。

「個の医学」が求められている

私は「病院に行くな。検査を受けるな」と言っているのではありません。ただ、科学としての医学を無条件に信じ、医者にすべてを任せるのは、やめたほうがいいと思うのです。もちろん、納得ずくで治療を受け、すべてを医者に任せるのであれば何もいうことはありません。だれも止めたり、批判することはできません。

結局、実際にどうするか、正解はないともいえます。しかし、一つの考え方として、慶応大学医学部の近藤誠《こんどうまこと》氏の考え方を紹介します。『患者よガンと闘うな』（文藝春秋社）の著書で有名な医者です。

◎がん検診は受けない。

◎症状が出てから病院に行き、症状を取るためにできることをしてもらう。そのときもがんを目の仇《かたき》にしない。

◎吐き気や嘔吐《おうと》を伴い食事を取れない場合、がんが原因で腸の通過障害を起こしているのなら、バイパス手術をしてもらう。痛みが強ければ、麻薬、神経ブロック、放射線治療など痛みを取るために最善の処置をしてもらう。

高齢者の場合、がんに対するこういう考え方もあることを知っておくのはむだではないと思います。

大事なことは、自分自身の価値観や生き方に基づいて判断するということです。私は、自分自身が患者としての立場に立ったとき、胃カメラをのまない、泌尿器科を受診しないことにしました。医者としての立場からは、患者さんの価値観や生きがいを尊重し、絶対失っては困るというものを患者さんがお持ちであれば、それを温存しながらできる治療法を共に考え、アドバイスしていこうと思っています。

患者さんは一人ひとり顔が違うように、価値観も、人格も、体力も違うのです。視野を広くして、その人に一番合った治療法を考える「個の医学」が求められているといえます。

病んだときのシミュレーション（模擬体験）を

がんになったとき、自分の価値観を尊重して、どうするかを判断することが大事だと述べてきましたが、その際に注意しなければならないポイントが二つあります。

一つは、医者の側から見た治療効果と、患者さんの側から見た治療効果は同じではないということです。医者は、治療によってがんが小さくなったり、生存期間が伸びれば効果ありと判断します。たとえば、抗がん剤によって元の大きさの半分になったり、五センチのものが三センチになれば、薬が効いたと考えます。しかし、その患者さんがいい状態でどれだけ生きられるかどうかは、治療効果の中に含まれていないのです。

一方、患者さんとしては、どんな状態で長生きできるのかが重要です。がんが小さくなっても、普通の生活が送れないほど身体が弱ってしまってはどうにもなりません。腫瘍《しゅよう》がどうなったかよりも、ＱＯＬ（Quality of Life＝生活・生命の質）のほうが大事です。さらに、治療に伴う副作用の大きさや、苦しい症状が取れるかどうかも問題です。

二つ目のポイントは、診断結果の受け止め方が、患者さん本人と、その家族と、担当の医者でまるで違うことです。たとえば手術の成功率が八〇パーセントという場合、医者を含めた周囲の人たちは成功率に希望を見いだすでしょうが、本人は二〇パーセントの失敗率を心配するものです。

仮に、症状が出てきたので病院に行って診てもらったら、がんと診断された。しかも、すでに全身に転移しているため手術はできないし、放射線も当てられないという。医者から「抗がん剤は副作用がいろいろあるけれども、使えば良くなる可能性がある。治療を受けますか？」と尋ねられたときに、「はい」と受けるか、「いや結構です」と断るか。このときの判断が、一人称（本人）、二人称（家族）、三人称（医者）で違ってきます。

医者にすべてを任せれば、やりたいようにやります。何もしないでおきましょうという人は、むしろ例外です。科学者としての医者は、分からないことを明らかにしたい、新しい治療法に挑戦してみたいと考えるものです。同じ治療法にしても、ある方法がだめなら、薬の量を増やしたり、薬の組み合わせを変えたらどうだろうかと考えます。

医者は家族に説明するとき、「厳しい状況ですが、この治療法で良くなった方がありますす。どうされますか？」と聞くでしょう。このように言われれば、家族は文句なしに飛びついてしまいます。

その治療によって百人に一人でも良くなる人があるのなら、多少の副作用があっても、やってもらおうというのが二人称、三人称の考え方です。しかし、一人称の本人は、九十九人までだめなら、自分がその一人に入る確率は百分の一しかないと悲観的に考えてしまいます。

みなさん自身が一人称の立場になられたときにどうするのか。また、二人称のご両親や連れ合いなどの場合はどういう態度をとるのか。「そのときになったら考える。くよくよ考えないのが自分の生き方だ」という人もいますが、いざこういう状況になると、うろたえてしまうものです。元気なうちに、どうするのかを、常に自分に問いかけておく必要があります。

たとえば、親しい人ががんになったら、わが身に置き換えてシミュレーション（模擬体験）してみることです。その人がどんな経過をたどり、結果はどうだったかを見て参考にする。こうして常日ごろから自分の考え方を修正したり、確かなものにしていく。これが大事だと私は考えています。

第二部　健やかな老い、健やかな死

I　健康に老いる

老人を正しく理解する

間違ったイメージの独り歩き

世の中には、お年寄りに対して間違ったイメージがあるのではないでしょうか。老老いには、どうしても暗いイメージがつきまといます。昔の老人と今の老人では、周囲を取り巻く状況がまったく違うということを、分かっていないからではないかと思います。

お年寄り自身も、自分が老人といわれる年齢になったときにガクッときます。ポックリさん願望を持つ人もいます。だれにも迷惑をかけず、寝たきりにならず、苦しまずにポックリと往《い》きたい。そのためにポックリさんにお参りする。このことは、表向きは往くことを考えているようで、実は最後まで元気で生きたいという願いの裏返しといえます。

老人のイメージを暗くしている原因は、大きく分けて三つあると思います。

一つ目は寝たきりです。寝たきりになって動けなくなると、下《しも》の世話をしてもらわなくてはいけない。子どもの世話で手いっぱいの嫁の世話にならなくてはいけない。あんな状態にだけはなりたくないと思う。

二つ目は老人性痴呆《ちほう》です。痴呆というよりボケのほうが、言葉としてはやさしく聞こえるように思います。よくあるボケ老人のイメージは、次のようなものです。本人はいたって元気で足は達者だし、よく食べる。しかし、少し前に食べたことを忘れて「うちの嫁はごはんも食べさせてくれない」と隣近所にふれ回る。周りの人は引きずり回されて疲れ果てている。そんな様子を思い浮かべて、ああいうふうにボケたくないと思う。

三つ目は一人きりになることです。おじいちゃん、おばあちゃん、お父さん、お母さん、それにお孫さんたち、三代にわたって一つ屋根の下で仲良く暮らすのは昔は珍しいことではありませんでした。三代の夫婦がそろっていれば、非常にめでたいこととされてきました。ところが現在は、核家族で親子が別々に住んでいます。年老いた夫婦は、二人そろって元気なうちはよいが、自分一人になってしまわないかと心配します。新聞などで、「独り暮らしの老人が亡くなったが、だれも気がつかなかった」というような記事が目に入るとなおさらです。

老人の暗いイメージが広がった理由として、マスコミの報道の仕方にも問題があるようです。ボケ老人や寝たきりの老人が増えて大変だという印象を与えています。

日本人の平均寿命は、大正十年（一九二一年）には男性が四十二歳、女性が四十三歳でした。それが現在は男性が七十七・六四歳、女性が八十四・六二歳。男性は三十五年、女性は四十一年も寿命が伸びました。ということは、お年寄りの絶対数が増えたということです。絶対数が増えれば、寝たきりやボケの老人も増えて当然です。逆の見方をすれば、大部分は元気なお年寄りなのです。

六十五歳はまだまだ現役

では、何歳から老人というのでしょうか。現在、日本では一般に、高齢者とは六十五歳以上の人を指します。ところが、六十五歳ではバリバリ活躍している元気な人がほとんどですから、最近では七十五歳以上と考えるようになってきています。ちなみに、英語圏では、七十五歳まではヤングオールド（young old）、七十五歳からオールドオールド（old old）、八十五歳からオールデストオールド（oldest old）にしようという考えがあります。

私は今年六十五歳になりましたが、自分を老人とは考えていません。周囲の人も、とてもそんな年齢には見えないと言います。

老人の定義は、年齢だけでは決められません。その人がふだん、どんな生活をしているのかが問題なのです。

ちなみに、年齢には三つの数え方があります。一つ目は暦の年齢です。これは不変です。二つ目は生理的な年齢です。年齢相応のことができるかどうかです。三つ目は心理的な年齢です。これは、気持ちの持ちようで変化します。「自分はもう年だ。いつ死んでもいい」などと考える人は老《ふ》け込んでいるといえます。「私は七十歳だけど、まだまだ若い者には負けんぞ」「これだけは死ぬまでやり通したい」などと考える人は、心理的には若いことになります。

ちなみに、聖路加《せいろか》国際病院理事長の日野原重明《ひのはらしげあき》先生は、七十五歳以上で現役の人を「新老人」と呼び、新たな運動を展開しています。あとで、あらためて紹介したいと思います。

薬がボケを引き起こす

日本は大変に豊かになり、医療の分野でも「湯水のごとく」お金を使っています。けれども病気は減らないし、患者さんも満足していません。むしろ、お金があるために病気をつくっている面がなきにしもあらずではないでしょうか。

医療の分野で、豊かさを示す一つの例は薬です。「日本人の薬好き」という言葉がありました。道に薬が落ちていても、どこかに効くだろうとそれを拾って飲むなどという話もあるくらいです。入院している同じ部屋の患者さん同士で、「これがいい。あれがよく効く」と、薬のやり取りをしていることがありました。

こうした薬好きの傾向に加えて、老人保健制度の導入で、老人の医療費が無料になったことが、薬の乱用に拍車をかけました。これは肝臓の薬、これは心臓の薬、これは胃の薬と、どんどん薬が増えていくわけです。大きな薬の袋を胸にかかえて、病院から帰っていくお年寄りの姿は珍しくありません。

しかし、こんなにたくさん薬をもらえて日本はいい国だ、とは必ずしもいえないのです。薬は、言ってみれば毒です。「毒にも薬にもならない」という言葉がありますが、毒だから効くのです。ある部分には薬として効きますが、別の部分には毒にもなり得るのです。

言葉は悪いようですが、タダだから、医者はいくらでも薬を出すのです。うがったことを言う患者さんなら、「お医者さんも商売だから、もらってやっている」と考えているかもしれません。医者は薬を出してもうけているんだから、薬を嫌がると医者も困るだろう。だから飲まなくても持って帰ってポーンと捨てる、というのです。これはブラックジョークではなく、現在の医療制度の問題点を突いている部分があります。これは医者の技術料が外国と比較して低い代わりに、薬価差益（保険請求価格が仕入れ価格より高い）もあって薬のもうけが大きいからです。

あっちが痛い、こっちが痛い。頭がふらふらして目まいがする。人間、長く生きていたら、いろいろな症状が出てきます。それを一つひとつ医者に訴えるから、医者はそれならばと次々薬を出すことになります。少し前から薬代の一部が自己負担になりました。これによって患者さんの意識が薬に向くようになったのはいいことです。

お年寄りは肝臓も腎臓も弱ってきているので、若い人と同じように薬を出せば、副作用が出ることは少なくありません。実際、「ボケてきたからと家族に諦《あきら》められていた人が、薬を全部やめると元に戻った」というのは珍しい話ではありません。ボケ老人を収容する施設に勤める医者が出している本に、次のことが書かれていました。ボケたといって収容されたお年寄りの約四割は、それまで飲んでいた薬を一切やめると元気になるというのです。身震いするような話ではないですか。

病院では薬を出す前に検査をすることが多いのですが、これにも問題があります。お年寄りは検査をすれば、いくらでも病気が出てきます。第一章の健康診断のところでも述べましたが、検査の基準となる正常値を決めるときに、本来は七十歳以上の人の正常値は、元気な若者や壮年の人の正常値とは別に決めなくてはいけないのです。

ところが現在は、二十歳から六十歳までの元気な人の正常値を、お年寄りにも当てはめているのです。そのために、検査は〝病気づくり〟になっている面があるのです。

お年寄りの場合は、もともとたくさん病気を持っているのです。しかし、病気があれば健康ではない、とはいえません。ふだん痛い所もかゆい所もなく、普通に生活できれば健康なのです。ところが、検査をすると、いろいろ病名をつけられ、たくさん薬をもらうことになります。タダだからと言って薬をもらうのは考えものです。「タダほど高いものはない」ということを、頭の隅に置いていただきたいと思います。

「老人科」の必要性

病院に行くと、小児の専門科はありますが、老人の専門科はありません。「老人科」があってしかるべきです。お年寄りの医療には、いろいろと気をつけなければならないことが多いからです。

子どもに薬を出すときは、医者は年齢、体重などを考えて処方します。同じような配慮がお年寄りにも必要です。お年寄りは肝臓や腎臓が弱っているからです。実は、医者よりも患者さんのほうが賢くて、そのようにされていることがあります。たとえば睡眠薬などは、医者が言わなくても、半分に割って飲んでいる患者さんもいます。

お年寄りは、病気になっても症状が出にくいことがあります。たとえば肺炎は、若い人や壮年の人のように、熱や咳《せき》が出ないことが少なくないのです。いつもより元気がない、口数が少ない、食欲がない。それが肺炎の初期症状ということもあります。

肺炎にはよく効く抗生物質がありますが、肺炎はいまでもお年寄りの死因の大部分を占めています。なぜかというと、薬だけで病気は治らないからです。薬プラスその人の回復力が合わさって初めて病気は治るのです。お金に飽かして抗生物質を湯水のごとく使っても、かえって副作用が命取りになりかねません。このように、高齢者と壮年とは違うのです。

たくさん病気を持っているお年寄りは、いわば、ひびの入った花瓶のようなものです。ていねいに扱えば、割れて水が漏れることはなく、いくらでも長く使えます。お年寄りの医療には、こういう考え方が必要なのです。

介護はみんなで助け合って

わが国はすでに高齢社会、老人大国になっています。西暦二〇二五年には四人に一人が六十五歳以上になると予測されています。

いわゆる「天寿をまっとうする」という形で亡くなるのは素晴らしいことです。しかし現在は、単に〝長命だけの時代〟と言えなくもありません。年を取ったときの心配の種は、介護の問題ではないかと思います。寝たきりになったときや、ボケ老人になったときに、だれが世話をしてくれるのかということです。

昔は、家族が親の世話をするのは当たり前でした。子どもにとって、親孝行は一番大事な徳目であると考えられてきました。「孝行したい時分に親はなし。墓に布団は着せられず」というのは、親が五十歳くらいで死んでいた時代の話です。いまの平均寿命は、男性は七十七歳、女性は八十四歳ですから、それこそ堪能《たんのう》するまで親孝行をしなければなりません。

それでも、日本人は昔からの道徳観に支えられる形で、自分を産んでくれた親を大切にしてきました。いくら世話は大変でも、最期まで面倒をみることが、大切な子どものつとめとして最近まで考えられてきました。福祉行政の世話になったり、老人ホームや施設に親を入れるのは恥ずかしいことという意識も働いたのではないかと思います。しかしいまや、そういう時代ではなくなりました。

介護は、精神的にも肉体的にも重労働です。「お金がなくなった、だれかに盗られた」と言って騒いだり、ご飯を食べてもすぐに忘れて、「食べさせてもらえない」と近所にふれて回る。もっと大変なのは弄便《ろうべん》です。

所構わずうんこをして回る。壁にぬりつける。新築の家など、たまったものではありません。世話をしている人にくっつける。もっとひどい場合は、周りの人に向かって投げつけることもあります。それが自分の親だったら、子どもはどんな思いになるでしょうか。

現在、介護の中心的な役割を担っているのは、多くの場合、お嫁さんです。しかし、お嫁さんだけに任せるのは、とても無理というものです。

そこで、みんなで寄ってたかって面倒をみようというのが、介護保険の基本的な考え方です。一人の人が夜昼を通して面倒をみるのではなく、いろいろな人が入れ替わり立ち替わり訪問し、交替で世話をする。他人ですから、お金をもらって世話をするのは当然です。こういう形であれば、家族にも余裕が出てきて、日常的な世話を続けられるのではないかと考えたのです。極端なことを言えば、自分はよその人の世話をして、自分の親は別の人の世話になる。これだけ長寿の社会になってくると、これまでの家族中心の介護のあり方を変えざるを得ない部分もあると思います。

しかし、介護保険にはいろいろ問題もあるようです。医療保険と違って、介護関連施設はもうけを意図してもよいことになりました。そのため、経営を重視した介護になりかけている面もあります。また、手厚い介護によって老人が自立できるようになると、介護度の認定が下がり、収入が減るという矛盾も指摘されています。親を施設に入れた家族が、介護保険料を支払っているからといって、親のことはすべて施設任せで見舞いにも行かない。職員が電話をかけると、「亡くなったときに連絡してほしい」という言葉が返ってくることもあるといいます。これでは現代版〝姥捨《うばす》て山〟です。

介護はあくまで、人が人の世話をする〝手当て〟が基本です。心を込めて世話をし、受けるほうもそれを感謝する。これを離れて、制度やお金が独り歩きするようになると、おかしなことになります。こんなところにも、日本が病んでいる姿が見えるような気がします。

寝たきりはつくられる

亡くなる前に一年以上寝込んでいるお年寄りはどのくらいいるのか。寝たきりの状態で何年くらい過ごす人が多いのか。こうしたことについて、東京都老人総合研究所が調査したデータを紹介したいと思います。この研究所は、老人問題全般について、いろいろな角度から研究しているセンターです。職員の数は二百人。ベッド数七百の老人病院と、老人ホームを併設しており、老人の実態を調べながら研究をしている施設です。

調査は、六十五歳以上の人を対象に、「健康な人（八五パーセント）」と「健康でない人（一五パーセント）」が、それぞれ五年後はどうなっているのか追跡する形で行われました。その結果、元気に日常生活を営んでいた「健康な人」の七割が、五年後も変わらず元気だったのです。一方、身体のどこかが具合悪かった「健康でない人」の七割が五年後に亡くなっていました。

この調査結果から、健康な老人は、ずっとそのまま健康な毎日を送ることが多く、寝たきりに近い人は、比較的早く死亡していくということが分かりました。つまり、寝たきりになったら、何年も家族に迷惑をかけるのではないかと心配している人は、それほど気を使う必要がないということです。そんなことで気を病むより、とにかく前向きに、楽しいこと、やりたいことをするのが寝たきりにならない秘訣《ひけつ》です。暗いイメージにとらわれて元気をなくしては、元も子もありません。

もう一つ重要なのは、「寝たきりはつくられる」ということです。病気になったから、身体が弱ったから、寝たきりになるのではないのです。年を取ると、どうしても転倒しやすくなります。誤って倒れて骨折したり、脳卒中で倒れたりすると、入院することになります。入院すると安静を強いられます。人間の身体というのは、使わない部分がどんどん衰えていきます。それは想像以上です。若い元気な人でも同様です。

私の同僚がいわゆる盲腸炎（虫垂炎《ちゅうすいえん》）になって入院しました。盲腸の手術による入院期間はわずか一週間です。ところが退院後、段差のない廊下を歩いていても爪先《つまさき》が上がらず、つまずくようになったというのです。壮年の男性でも、一週間も安静にしていると、それくらい足が弱るのです。ましてや、お年寄りの場合はなおさらです。

医学的には、これを廃用性萎縮《はいようせいいしゅく》(disuse atrophy)といいます。使わないために衰えるのは、身体的な機能に限りません。頭を使わなければ頭が衰える。声を出さなければ、出そうと思ったときに出なくなる。点滴を受けていて口から食べなければ、唾液《だえき》が出にくくなります。硬いものは嫌だと食べないのもよくありません。しっかり噛《か》むと唾《つば》が出るし、あごも丈夫になります。

宇宙飛行士は、宇宙では無重力状態で過ごします。そうすると、骨が溶けていくのです。重力がかからないと、脱灰《だっかい》といって骨からカルシウムが抜けて尿の中に出ていきます。骨というのは、重力が加わるから強くなるのです。余談ですが、骨に重力をかけるという意味では、肥満も有効に働きます。太っている人で腰の曲がった人は少ないと思います。

脱灰は寝たきりの人も同じことです。尿検査でカルシウムを測ると分かります。しかも、尿が腎臓から尿管を通って膀胱《ぼうこう》へ流れていく間に、カルシウムが固まると石になります。寝たきりの人に尿路結石《にょうろけっせき》が多いのはそのためです。ですから、寝たきりになったときも、どこか動かせる個所があれば動かさなくてはいけないのです。

治療は身体を動かしながら行うのが基本

このように、寝たきりは別の病気の原因になるので、早く身体を起こさなくてはいけません。患者さんに退院話を持ちかけると、「まだ病気が治っていないのに、なぜ退院させるのですか？」と言う方がおられます。しかし、帰れと言われたら、それを良いように受け止めて、退院したほうが得な面も少なくないのです。

病気が完全に治ってから動くのではなしに、動きながら病気を治すほうが良いのです。極端かもしれませんが、休みなく動いている心臓が病気になったとき、心臓を止めて治療するわけにはいきません。一般に病気の急性期を除けば〝治療は身体を動かしながら行う〟のが基本です。

具体的で分かりやすい例を紹介しましょう。医者の高柳和枝《たかやなぎかずえ》氏が、著書『続・死に方のコツ』(飛鳥新社)の中で記している母親の介護についての体験談です。

高柳氏のお母さんは六十七歳で、とても活動的な方でした。あるとき、足が痛いというので病院へ行きました。診断の結果、入院して検査を受けることになりました。相次ぐ絶食検査に加えて、検査そのもののストレスもあったと思いますが、どんどんやせていったのです。そうすると、こんなにやせるのはほかに病気があるからではないかということで、別の検査を受けることになりました。最初は足の痛みだけで、身体自体は元気にしていたのに、入院している間にどんどん弱っていって、三カ月の入院で寝たきり状態になってしまったのです。

そのとき、高柳氏はアメリカに留学していたのですが、このままではだめだと判断し、お母さんを強引にアメリカまで呼び寄せました。そして、自宅で療養させることにしたのです。

まず、病院からいっぱいもらっていた薬を全部やめさせました。そして、寝ている母親を起こし、無理やりごはんを食べさせるようにしました。そのほか、常に話しかけたり、嫌がるのも構わず口紅を塗ったり、ピンクの服を着せたりしました。また、家に友達を呼んで、パーティーを開きました。すると、来客が刺激となり、お母さんは、娘のためにもだらしない格好ができない、何もしないで寝たきりではいられないと感じるようになったのです。

このような努力の甲斐《かい》あって、お母さんは寝たきりの状態から、たった一カ月で元通り元気になったというのです。その後、お母さんは直接日本に帰らず、アメリカからヨーロッパを回って帰国したのですが、ヨーロッパのホテルではプールで水泳を楽しんだということです。

どんな元気な人でも、あっという間に寝たきりになること、無理やりでも身体を動かし刺激を与えると、また元へ戻ることを証明する、素晴らしい話だと思います。

日々を生き生きと暮らすために

老人とセックス

老人とセックスに関する話は、受け狙いだと思わないでください。このことは医学の専門誌『老年精神医学雑誌』(4巻12号)にも、特集で取り上げられているのです。日本では、お年寄りの性については間違った考えや偏見が少なくありません。一般に、老人の性は年を取るとともに衰え枯れていくものと考えられています。たとえば、年を取って恋愛したり結婚するのは恥ずかしいことと、家族からも受け止められがちです。しかし、これは間違いです。

人間は何歳くらいまで性的活動が可能なのか。札幌医科大学泌尿器科の熊本悦明《くまもとよしあき》名誉教授が、男性九千人、女性四千五百人を対象に行った調査結果が発表されています。

それによると、男性で八十歳を過ぎてからでも性行為がある人は四〇パーセント。七十歳代では、月一回以上の人が六〇パーセント、週一回以上の人が一〇パーセントいることが分かりました。

一方、女性の場合は、男性に比べて十年早く性活動は少なくなりますが、七十歳を過ぎて性行為のある人が四〇パーセント、六十歳代で月一回以上の人が五〇パーセント、週一回以上の人が一〇パーセントという結果でした。

このように老人の性というのは、ないのではなくて、あるにもかかわらず隠されてきたのです。性交渉を行うと元気になります。寝たきりやボケを防ぐのにも有効です。もっとも、女性の閉経は平均四十五歳から五十歳です。生理がなくなれば子どもを産めません。しかし、子どもを産むための性ではなくて、人間が元気で生き生きと暮らすための性が、老人になっても必要なのです。

人は異性を意識するからこそ、身だしなみも整えます。たとえば、来客があると、鏡をチラッと見て、軽く髪を整えて応対する。この気持ちが大事なのです。異性と会話をしたり、一緒にお茶を飲むのも楽しいことです。握手をするのも、性的なことです。夫婦の場合であれば、手をつないで寝るのも大事なスキンシップです。

元気さと原始感覚

性的な活動を行うと、人はなぜ元気になるのでしょう。その仕組みは、人間の脳の構造に関係があります。

人間の大脳は、多重構造になっています。まず、一番外側に「新皮質《しんひしつ》」という部分があります。ここは脳の働きの中で、人間らしさを表す部分です。感覚、認識、記憶、思考、意志、運動など高度な精神活動を司《つかさど》ります。どうしたらいいか判断して行動する、新しくものを創造する、というような働きをします。

新皮質の下には「旧皮質《きゅうひしつ》」といって、喜怒哀楽などの情動や本能を司る中枢があります。性欲、食欲、みんなと群れたいという集団欲は、この部分が支配しています。最近問題になっている〝いじめ〟とも関係があります。

この旧皮質の下に「脳幹《のうかん》」があります。脳幹は、呼吸や脈拍などの自律神経をコントロールしています。生きていくために不可欠な働きをしている部分です。

ちなみに、植物状態とは、新皮質と旧皮質が機能しなくなった状態をいいます。日はキョロキョロ動くが呼びかけに反応しない。食べ物を求めようとしない。生きていくのに最低限必要な脳幹の機能は残っているので、口に食べ物を入れてもらったり、栄養剤の点滴を受ければ生きていけます。一方、脳死とは全脳死ともいい、これら三つの部分が全部働かなくなった状態をいいます。いくら手を尽くしても一、二週間で死を迎えます。

このように、脳は大きく三つの部分から成っています。本能を司る旧皮質は、ふだんは新皮質によって抑えられています。「あの人きれいだな。握手したいな」と心の中で思っていても、実行しないのはそのためです。ところが、お酒を飲むなどして新皮質が眠ってしまうと、その下にある旧皮質の本能が顔を出してきます。そして、紳士といわれている人が女性を追いかけ回すようなことになります。人間が元気を出すためには、この旧皮質をたまに解放してやることも必要なのです。

人間には、視覚、聴覚、味覚、触覚、嗅覚の五感があります。このうち視覚と聴覚のことを高等感覚といいます。私たちはふだんの暮らしの中で、主にこの二つを通じて外部から情報を得ます。しかし、高等感覚を刺激しても、旧皮質への刺激にはあまりなりません。

これに対して、味覚、嗅覚、触覚は、原始感覚といわれています。これを刺激してやると旧皮質が刺激され、元気が出るのです。たとえば、おいしいものを食べると元気になることがあります。これは味覚や嗅覚が刺激を受けると、旧皮質を刺激するからです。ツアーを組んでカニを食べに行く。きょうはこういうものを作って食べたいと、材料をあつらえてきて料理して食べる。これも元気のもとなのです。

一方の触覚とは、いわゆるスキンシップのことです。皮膚《ひふ》というのは、実はとても大きな臓器の一つなのです。身体全体の皮膚の総重量は一キロ以上もあり、これは肝臓に匹敵します。性生活は、この皮膚を刺激することになり、元気が出るのです。

ですから、老人にとってもセックスは大切です。偏見の目で見るのは間違っています。お年寄りが性的な活動を通して元気になり、世のため人のために役立つ仕事をするようになれば、どんなに素晴らしいことでしょう。

適度な食事と運動を

老人が病気で亡くなる原因は、大きく分けて二つあります。一つは感染症、もう一つは動脈硬化に関連する病気です。感染症の代表である肺炎は、いまもお年寄りの主要な死亡原因となっています。もう一つの動脈硬化に関連する病気とは、血管が詰まったり破れたりするものです。頭の血管の場合は脳出血、脳梗塞《こうそく》。心臓の血管の場合は心筋梗塞がそれです。血管が破れる場合を出血、詰まる場合を梗塞といいます。

最近では、コレステロール値が高いことを悪と決めつける傾向があります。そのため、少し値が高いと神経質になり、薬を飲んで、上がった、下がったと一喜一憂している人が少なくありません。しかしこれは、「勘定合って銭足らず」になる可能性があります。コレステロール値が二〇〇ミリグラム以下のほうが死亡率が高いという研究が、国内外で発表されているからです。

原因の一つとして、粗末な物ばかり食べていると血管がもろくなることがあります。コレステロールはご馳走《ちそう》に多く含まれていて、ホルモンの材料になったり、細胞膜をつくったりします。コレステロールというと悪いイメージが強いのですが、身体にとって重要なものなのです。したがって、コレステロール値が高いからといって、栄養状態が悪いまま長く過ごすと、血管がもろくなり脳出血になりやすいのです。

次のような例もあります。かって東北地方などの寒い土地では粗食の人が多く、冷蔵庫もなかったため腐らないように塩漬けにした物ばかり食べていました。その結果、血圧は高く血管はもろくなり、脳出血が多かったのです。ところが、栄養状態が良くなるとともに、脳出血が減ってきました。栄養の取り過ぎはよくありませんが、身体に必要なものは取らなければならないのです。

コレステロールの値が低いと死亡率が高くなるもう一つの理由は、バイキンに対する抵抗力の問題です。粗食をしている人は明らかに抵抗力が弱いのです。昔、結核の薬がなかった時代には、「大気、安静、栄養」が治療方法でした。いまから考えても理屈にかなっています。

お年寄りの食生活を考える場合、壮年の人と同じではだめです。何がなんでも生活習慣病にならないで八十歳、九十歳まで生きたいからといって、極端な摂生を続けるのは考えものです。食べたい物を我慢しても長生きできる保証はありませんし、結果的に早く死ぬようなことになったら悔やまれるではありませんか。

　これは運動についても同じです。先ほど身体は使わなければ衰えるといいました。やはり身体は使わなくてはいけません。ただ、お年寄りには、体力をつけるための運動はよくありません。ゆっくり歩けばいいのです。いまの体力を維持できれば十分なのです。やりたいことができる体力があればいいのです。

　運動を始めるに当たっては、控えめの目標設定がいいと思います。若い者に負けるものかという気持ちは、かえって害になります。寒いときに朝早く起きて戸外で運動をしたり、ジョギングしたりするのは非常に身体に悪いのです。血圧の高い人や心臓の悪い人にとっては、自殺行為といっても言い過ぎではありません。

　きょうは風邪ぎみだ、というときは運動しないことです。「いままでずっとやってきた。雨が降ろうが槍《やり》が降ろうがやるんだ」というのは、やり過ぎです。ゲートボールなどの競技はおもしろいので、ついやり過ぎてしまうということもあると思います。

　私が診ている患者さんの中にも、ゲートボールの大好きな人がいます。「大会の成績はどうでしたか」とひとたび水を向けると、「先生、よう聞いてくれました」とばかりにゲートボールのことをひとしきり話されます。すると、病気のことなど何もなかったかのように帰っていくこともあります。

ともかく、やり過ぎはだめです。疲れが翌日まで残らないというのが一つの目安になります。疲れても一晩寝れば元気になっている、「またやろう」という意欲が自然とわいてくるくらいが、ちょうどいいと思います。

年老いても勉強は楽しい

人はだれでも、元気で長生きしたいものです。私もそのように考えています。人間はなぜ、長生きしたいのでしょう。理由の一つは、年代によって経験できることや、同じ事柄でも感じ方が変わるからではないでしょうか。四十代で経験できることと、五十代で経験できることは違います。六十代と七十代では同じことでも違って見え、また感じ方も違うと思うのです。早く死んでしまえば、このような経験ができません。

私の場合、長生きしたいもう一つの理由は、もっともっと勉強したいからです。勉強は何歳になってもできます。極端なことをいえば、死ぬ直前までできます。私はこれまでいろいろな試験を受け、それなりに勉強もしてきました。学会で発表もし、論文も書いてきました。しかし、いままでは周囲の状況を意識して、やむを得ず、しなければならないからやってきたことが多かったと思います。

ところが最近、私は勉強が楽しくて仕方ないのです。知らないことを知ることがうれしいのです。こんな世界があったのか、こんな考え方もあるのかというようなことを教えてくれる本に出合うと、ワクワクしてきます。

ついこの間まで、私はワープロには無縁でした。しかしいまは、ワープロなしでは一日も日の暮れない生活をしています。しばらくキーボードに触れないと寂しいくらいです。やがてワープロからコンピューターにジャンプして、インターネットも始めました。「年寄りの冷や水」を超えていると、若い人たちからあきれられています。

いままでの勉強は必要に迫られて始めていましたが、最近は好奇心から取り組むようになりました。コンピューターを覚えるにしても、使用説明書を初めから読んだりはしません。まず、触ってみます。ここを触ったらどうなるか、実際に試しながら勉強していくのです。こういう勉強の仕方は、ものすごくおもしろいのです。途中で元に戻って勉強しないといけないことが、いくらでも出てきますが、苦痛ではありません。とにかくその都度、やりたいことをやっているわけですから毎日が幸せです。

日野原重明先生の「新老人運動」

「生活習慣病」という名称は、いまでこそ幅広く用いられるようになりました。この呼び名を定着させたのが、聖路加《せいろか》国際病院理事長の日野原重明《ひのはらしげあき》先生です。先生は、脳卒中、心臓疾患などのいわゆる「成人病」は、間違った生活習慣を送るためにかかる病気であると、一九七八年から主張し続けてこられました。

一九一一年生まれで、間もなく九十歳ですが、現在も六つの財団の理事長として文字通り八面六臂《はちめんろっぴ》の活躍をされています。著作も多数あります。日本医学教育学会と日本総合診療医学会に関与されており、私も両学会の役員をしていた関係で、講演を聴いたり、懇親会で直接話を伺ったりする機会がありました。先生は九十歳近くになられたいまでも、まったく老いを感じさせません。講演やあいさつではいつも新しいことにふれ、予定の時間が長くても短くても、きちんと守られます。

その日野原先生が二〇〇〇年九月、「新老人運動」を始められました。「新老人」は先生の造語です。この運動に参加するには、「新老人の会」に年会費を払って入会しなければなりません。入会資格は、「七十五歳以上で自立して、いまなお積極的に社会活動に参与していること」です。

「新老人の会」の活動は、次の六つの柱から成っています。

①リサーチボランティアとして自身を提供しよう

②良い生活習慣を次世代へ、そして世界へ発信しよう

③戦争体験を語り継ごう

④日本に失われつつある家庭を取り戻そう

⑤新しいことを創《はじ》めよう

⑥会員同士の交わりを図ろう

この中で、私が特に素晴らしい試みだと思うのは、冒頭のリサーチボランティアです。現在までの健康歴、生活習慣（ライフスタイル）、食事や運動の状況、社会活動、健康診断のデータを引き続き追跡し、報告することになっています。

私は第一章の健康診断のところで、高齢者の検査結果を二十歳から六十歳の正常値と比較して判定するのは問題だといいました。このリサーチボランティアのデータが集計されると、「元気な老人の正常値」が示されることになります。さらに、社会活動への参与などの「社会的健康」がいかに重要であるか、如実に示されるのではないかと期待しています。

活動方針にある「新しいことを創めよう」について、最近、老化に関する常識を覆す知見が発表されています。これまで人間の脳細胞は毎日十万個ずつ死んでいくといわれてきましたが、脳細胞は七十歳を超えても増えることが分かってきたのです。

しかも脳細胞を増やすには、運動、刺激的環境、勉強が重要であるといいます。まさに、新老人運動は社会のために貢献することによって、生きがいとやる気を得て自らも成長できるのです。すでに多数の会員申し込みがあり、東京の本部以外に地方支部も設立されつつあります。私も七十五歳まで現役でいられるように努め、ぜひ入会させていただきたいと考えています。

Ⅱ 「たましい」と健康

「たましい」抜きに真の健康はない

「たましい」とは何か

「たましい」というと、そんなものは存在しないと最初から受けつけない人もいるでしょう。ましてや、医者が「たましい」について語るなんてうさん臭い、と思われるかもしれません。

しかし、「たましい」は宗教者だけの問題ではありません。本書のテーマである「健康な死」を迎えるためには、欠かせないことなのです。また、いま世の中でいろいろな事件が起こっていますが、それは「たましい」の働きに大いに関係していると私は考えています。「たましい」を抜きにして、人間は幸せになれないといっても過言ではないと思うほどです。あとで詳しくふれますが、ＷＨＯ（世界保健機関）は健康についての定義に、「スピリット（spirit）の健康」を加える検討を始めています。このスピリットは「たましい」を意味すると、私は受け取っているのです。

まず、「たましい」とは一般にどのような意味で使われているのでしょうか。『広辞苑』（岩波書店）によると、『①動物の肉体に宿って心のはたらきをつかさどると考えられるもの。古来多く肉体を離れても存在するとした。霊魂。②精神。気力』とあります。例文に『魂を入れ替える＝心を改める。魂尽く＝命が絶える。死ぬ』とあることから、「心」や「命」の意味にも使われることが分かります。

私が愛用している『新明解国語辞典』（三省堂）には、『①生きている動物の、生命の原動力と考えられるもの。死後は肉体を離れるといわれる。②仕事を支えるものとしての、人間の精神。気力』とありました。こちらは、「生命の原動力」「仕事を支えるもの」としてとらえている点が特徴的です。

WHOの健康の定義に加えられようとしている英語の「spirit」は、①精神、霊、心　②霊魂　③元気、勇気、意気などの日本語に訳されています。

このように「たましい」には、いろいろな意味があります。第一章の人間の特性のところで紹介した澤瀉久敬《おもだかひさゆき》博士は、「気」について、「〝気〟とは、からだの中のさまざまな器官や働きをまとめる力であり、外に向かっては、自ら進んで働きかける元になる力である。この気に異常をきたしているのが病気である」と述べていますが、この「気」も、「たましい」の働きと密接な関係があると思うのです。

私は「たましい」とは、

「人間が生き生きと生活していくうえに不可欠なものであり、死後も消滅することなく、あとに残された人々に影響を与えるもの。人間だけに存在するものではなく、自然界のすべてのものに宿っているもの」

と考えています。これからしばらく、私が日常生活の中で「たましい」を感じる場面について、いくつか述べてみたいと思います。

顔つきと「たましい」

第一章で、人の健康状態はいろいろ検査をしなくても顔つきで分かると述べました。また、人間は一人ひとり違うように、健康も人によって違う。健康は身体面だけでなく、精神面、社会面、さらに「たましい」の面を含めて全人的に判断することが重要であると強調しました。

前述のように、「たましい」には元気や気力の意味もあります。この意味での「たましい」が顔つきに表れるのだと私は考えています。

このことについて最近、朝日新聞の「天声人語」におもしろい話が紹介されていました（二〇〇一年六月二日）。その要旨は、「かつて作家の司馬遼太郎《しばりょうたろう》さんと民族学者の梅棹忠夫《うめさおただお》さんが『日本人の顔』という対談を行った。その中で司馬さんは、『いまは魂の量の少ない顔が多いでしょう』『腑抜《ふぬ》けたような顔が多い』と語っている。二人の認識が一致したのは、幕末・明治初期のサムライの顔の精悍《せいかん》さだった。翻《ひるがえ》ってごく最近、幕末の志士を思わせる顔に時々出くわす。それは集中力を高めたときの野球のイチロー選手やサッカーの中田英寿《なかたひでとし》選手ら『海外雄飛』組で、やせてほおの張った精悍な顔は幕末顔ではないか」というものです。

私は、ここに書かれているサムライの顔とは、心身の健康だけでなく、社会的な面や「たましい」の面でも健康な、「気」があふれている顔ではないかと思います。若者が海外に雄飛しなければ、この顔が見られないとすれば、日本という社会が病んでいるとしか思えません。

「新老人運動」を提唱されている日野原重明《ひのはらしげあき》先生は、「積極的に社会にかかわるには、行動力が重要となるが、この行動の積極性の実現には、その老人が心の内部に勇気を持って自分を前に送り出すスピリットがなくてはならない。そこで私は、人間の身体《からだ》と心の健康に、スピリットの重要性を強調したい」と述べておられます。先生の心を忖度《そんたく》すれば、さらに社会全般にスピリットを呼び覚ます役割を、新老人に期待されているのではないかと私は思います。

Aさんの「たましい」

本章の冒頭で述べたように、「たましい」はすべての人に存在すると私は考えています。

たとえば、私の知人のAさんが外国で交通事故に遭って、急に亡くなったとします。すると、Aさんの身体はすでに機能しなくなっているわけです。しかし、Aさんが亡くなったという知らせが入らなければ、私はずっとAさんは生きていると考えます。Aさんが亡くなると、完全に無に帰するのであれば、その瞬間、これまでの人生でAさんがかかわってきたすべての人々の頭の中から、生命の火がフッと消えるはずです。「あっ、だれかが亡くなったな。だれだろう？」と考えてみると、Aさんの記憶がまったくなくなっている。このようなことがあれば、まさに亡くなればすべて消えてしまうといえると思うのですが、そんなことはありません。

このことは、だれにも当てはまります。亡くなったその瞬間に、それまで生きてきた証《あかし》がすべて消えてなくなることはありません。その人と関連のあった人々の記憶の中に残っているし、何かの機会に人となりを思い出したり、語り合ったりすれば、そのとき「たましい」が蘇《よみがえ》ってくるともいえると思うのです。

父祖の「たましい」

私は天理教の教会に生まれ育ちました。高校からは親元を離れていたため、実際に教会でご飯を頂いたのは中学校三年までの十五年間です。つまり、私の六十五年間の人生の中で教会の空気を吸ったのは、四分の一以下ということになります。しかし、この十五年間が、私の人生に及ぼした影響は計り知れないものがあります。

なかでも一番大きな影響を受けたのは、父と母からです。父が亡くなって二十年以上になりますが、注意してくれたこと、しかられたこと、ほめてくれたこと、喜んでくれたことなどを、事あるごとに思い出すのです。

父はとても喜び上手で、とにかく悔やむより喜ぶことが本当に好きでした。ですから、いまでも祝い事や楽しいことがあると、父をご存じの教会の信者さんたちは、「前会長さんが生きておられたら、どんなに喜ばれるでしょうか」と言われます。これはまさに、父の「たましい」が現実の世界で働いていると思うのです。

祖父は、今中家で天理教の信仰を始めた一番最初の人です。多少の山林、田畑を持っていましたが、入信してからはすべてを手放して、お供えしました。最後は母屋《おもや》を移築して教会とし、専従の初代会長となって救済活動に尽くしました。

しかし、四十一歳のときに結核で亡くなりました。祖母は病床で「せっかく信仰してもご利益《りやく》がない」と嘆きました。それに対して、祖父は死の床で、家族に向かって次のように言ったそうです。

「このお道（天理教）というのは、そんな小さな自分個人の生き死にに関係するような小さな道ではない。自分は喜んで、このお道に尽くして出直す。少しは財産を残しておいてくれと連れ合いから頼まれたが、全部お供えした。お前たちはこの道を行くしかない。これが私の一番の功績だと思ってほしい」

祖父は形の財産ではなく、〝生き方〟という財産を残してくれたと私は思います。捨て身で信仰に入ってくれたおかげで、今中家の運命は明るい方向に進み、現在の私たち家族があると感謝しています。まさに祖父の「たましい」が、いまも生き続けていることを実感しています。

私は祖父に声をかけてもらったことも抱かれたこともありません。しかし、私の身の上に何か喜ばしいことがあるたびに、古い信者さんは「お父さんやおじいさんが、どんなに喜んでおられることでしょう」と、いまもって言われます。写真でしか知らない祖父のことを、すごい人だったといまでも思います。

書物の「たましい」

私は本が大好きです。時間がなくても、ちょっと回り道でも、本屋に行かない日は一日としてないくらいです。特に買いたい本がなくても、毎晩、駅の構内にある本屋の中に吸い込まれるようにして入り、店内を一巡して家に帰ります。そうしていると、いままでなかった本が置いてあればピンとくるのです。

ある日も、きわどいタイトルで売ろうとしている本の背表紙をチラッと見て、その前をいったんは通り過ぎたのですが、何か気になって引き返しました。手に取ってみると、著名なドクターの著書であることが分かりました。

『治る医療、殺される医療』(小《お》野《の》寺《でら》時《とき》夫《お》著)という本でした。

実際、日本の医療では確かに〝治る医療〟も行われているけれど、そうでないケースも少なくないという事実を暴露した内容です。しかも、医事評論家のようにあちこちから調べてきて批判しているのではなく、著者自身が実際にやってきたこと、見てきたこと、聞いたことがありのままに書かれているのです。

著者の言いたいことは、「患者さんよ、賢くなってほしい。本物と偽物、良い医療と悪い医療、良い医者と悪い医者を区別してほしい。それが医療改革を進める原点である。その点を抜きにして、いくら日本の医療制度をいじっても、本当に良い医療はできない」という主張でした。また、著者が実際に患者さんにどう接してきたかが克明に書かれており、著者の人格がにじみ出ていました。

読後、私はこの本に小野寺氏の「たましい」がこもっており、本屋で私が通り過ぎようとしたときに、私に読んでほしいと働きかけたように感じました。これまでにも似たような体験をしたことがありますが、こうした本に共通するのは、著者の生い立ちや価値観・考え方に加えて、他人に知られるのは恥ずかしいようなことでも包み隠さず書いてあるということです。つまり、その人格や人間像が表れており、本にも著者の「たましい」がこもっているのではないかと、私は考えるのです。

援助交際と「たましい」

いまの世相を見ていると、「たましい」の働きがひどく衰えているために、おかしな風潮が現れてきています。その一つの例が、援助交際です。女子中学生や女子高校生が、小金を持っている中年男性を相手に売春するのです。しかも、それを大人が注意できない、やめさせられないのです。

その昔、一家が食べるに困って……というのとは話が違います。援助交際をしている女子中・高生は、いわゆる中産階級以上の子女が多く、身だしなみもきちんとしていて、十分すぎるくらいの小遣いももらっているといいます。にもかかわらず、なぜそんなことをするのかといえば、欲しい物がたくさんあるのでお金がいる。中年男性と〝恋愛〟すれば、お金をもらえるからというのが動機なのです。

「二人はお互いに楽しんでいる。だれにも迷惑をかけていない。なぜいけないの。私の勝手でしょ」と言われたら、大人は絶句してしまうことになるのです。

援助交際について、作家の三浦朱門《みうらしゅもん》氏は「売春の問題は、人間を物として扱い、売ったり買ったりすることである。それは何を意味するかというと、人間のプライドを捨てることである。人間の尊厳を失うことである」と言っています。あらためて「人間とは何か」と考えてみると、人間の顔形をして言葉をしゃべっているだけでは人間とはいえません。一人ひとりが固有の人格や尊厳を持っていて初めて、人間として存在するのです。その点が、彼女たちの意識の中から抜けています。

また、心理学者の河合隼雄《かわいはやお》氏は、著書の中で援助交際の結果、「魂に傷が付く」と指摘しています。

いま、非行などいろいろな問題を抱えている子どもがたくさんいます。親はどうしたらいいのか分からなくて途方に暮れています。そういう家庭には、仏壇《ぶつだん》や神棚《かみだな》がないことが多いそうです。家に中心となるものがない、「たましい」がない、理屈を超えた「大いなるもの」に対する畏敬《いけい》の念がないのです。人を育てるということは、このような「たましい」を抜きにしては考えられません。

「たましい」の悩みと向き合う

「たましい」と身体の関係――天理教の人間観

前節では、私が日常生活で感じる「たましい」についてふれました。では、「たましい」の存在そのものは、人間にとってどう位置付けられるのか。どんな役割をするものなのか。これについて、私は自らが信仰する天理教の教えを拠《よ》り所《どころ》にしています。

天理教の教えによれば、人間というのは、身体と心と「たましい」の三つから成っています。身体については、人間の創造主である親神様《おやがみさま》から貸し与えられたものであり、人間の側からいえば〝借りもの〟です。自分の身体が自分のものでないというと奇異な感じがしますが、心臓をはじめとする体内の器官が自分の意思に関係なく四六時中動いていることが、その証拠だというわけです。

では、身体が神様からの貸しものだとすれば、借り主はいったいだれでしょうか。それこそが、人間の本体である「たましい」なのです。「たましい」こそ、人間存在の中核といえます。

一方、精神活動を行う心は、一人ひとりの意思で自由に使うことを許されています。その自由自在に使える心を、神様が望む人だすけの方向に使うとき、人間の主体である「たましい」は活性化され、人格的な成長を遂げていくのです。

ところが人間は、神様の思いに沿わない自己中心的な心を使いがちです。天理教の教祖、中山みき様は、そのような心遣いを、ほこりにたとえて教えられました。ほこりは吹けば飛ぶような些細《ささい》なものですが、放っておくと積もり重なり、やがては容易に取り除けなくなってしまいます。同じように「心のほこり」も「たましい」の輝きを曇らせてしまいます。そして神様からの守護を受けにくくし、身体の働きを損なうなど、不自由をかこつことになるのです。教祖は、具体的に「惜《お》しい」「欲しい」「憎い」「可愛《かわ》い」「恨《うら》み」「腹立ち」「欲」「高慢《こうまん》」の八つを、ほこりとして戒《いまし》められました。

また、教祖は「人間の死とは、古い着物を脱いで、新しい着物に着替えるようなもの」と教えられました。ですから天理教では、死ぬことを「出直し」といいます。その際、それぞれが積み重ねてきた心遣いは消えてしまうのではなく、「いんねん」として「たましい」に刻まれていきます。「たましい」は永遠に生き通しで、神様の懐に抱きかかえられ、また時を経て、神様から新しい身体を与えられ、この世に生まれ変わってくるのです。

人間はこの世でどのような生き方をするかによって、その「たましい」の輝き方が変わってきます。だからこそ、教えに従って毎日を生きることが大切なのであり、再びこの世に生を受けるときには、一段と魂が磨かれて新しい命をいただけるように成長することが、天理教の信者の生き方なのです。

代を重ねるごとに「たましい」を浄化させていくという、この「出直し・生まれ変わり」の思想は、天理教信者の死に向かう心の拠り所となっています。

全人医療と「たましい」

これまでにも述べてきたように、全人医療は、医学的な問題だけでなく、精神・心理的な問題、社会的な問題、霊的な問題を併せ持つ患者さんに、あらゆる角度から救いの手を差し伸べる医療です。天理よろづ相談所病院「憩の家」では、昭和十年からこの全人医療を実践してきましたが、いまや天理よろづ相談所病院「憩の家」の専売特許ではなくなり、わが国の医療全体がこれを目指しています。

真に健康であるためには、「たましいの健康」を考えなければならないと私は思います。信仰の有無にかかわらず、「たましい」はだれでも持っています。目には見えませんが、確かに存在します。木にたとえれば、根っこのようなものです。どんなに枝葉が茂っていても、根が地中にしっかりと張り巡らされていなければ、やがて倒れたり枯れたりしてしまいます。現代人は「たましい」の存在を無視しているために、〝根無し草〟のように暮らしているのです。「生きているうちだけ良ければそれでいい、あとは野となれ山となれ」というような生き方をしているから、生の実感に乏しく、何事にも不安で、物やお金、病院や薬に過度に頼ってしまうのだと、私は思います。

私たちはふだん、「たましい」の存在に気づいていません。気がつくのは、がんなどの重い病になったときです。「人間は死ぬ存在である。自分も例外ではない」ことに気づけば、「たましい」の存在が忽然《こつぜん》と浮かび上がってくるのです。

がんと診断されても急に命が尽きるわけではありません。昨日と今日となんら変わるところはありません。ところが、死を意識したとたんに世界がまるで違って見えるといいます。あとどれくらい生きられるのだろうか。死ぬときはどうなるのか。死んだら、自分の存在はすべて消え、無に帰するのだろうか。これらは「たましい」の存在を前提にした根源的な悩みといえます。分析的な科学の言葉では説明できません。

人間は死んだら終わりではない。身体は滅びても「たましい」は生き続けるということを、本当に納得できたときに初めて、死を真正面から受け止めることができるのです。死という影の中で「たましい」が輝くとき、深みのある生として、自らの命を実感できるのではないでしょうか。

現代人の多くが信奉している「科学至上主義」は言うに及ばず、「刹那《せつな》主義」や「現《げん》世利益《せりやく》主義」では、いまの時代を自信をもって生き抜くことは困難です。「たましい」を抜きにしては、与えられた人生を全うし、安心して最期を迎えることもできないのではないか。つまり、「健康に生き、健康に死ぬ」ことはできないと私は考えています。

Ⅲ　健康に死ぬということ

健康に生き、健康に死ぬということ

「健康」と「死」は連続したもの

みなさんは、健康と死はまったく別のもの、両極端なものと考えていないでしょうか。そのために死という言葉は忌《い》み嫌われてきたともいえます。しかし、自分の死の瞬間はだれにも分かりません。あえて言うなら、間もなく死ぬかもしれないという予感が、自分に分かる死といえます。

いま仮に、健康な状態から死亡までを、次のような順に並べてみます。

①健康そのもの
②半健康

③健康診断の異常
④慢性・軽症の外来患者
⑤中等症の入院患者
⑥急性・重症の入院患者
⑦末期状態・ホスピス入所者
⑧死亡

①は、まったく文句のない健康な人。②の「半健康」は、医事評論家である水野肇《みずのはじめ》氏の造語だったと思います。朝起きて、会社へ行くのは嫌だなあ、風邪をひいたことにしてズル休みをしようかと思ってしまう。こういう状態の人を半健康と呼びます。③は、健康診断では少し異常が出たけれども元気な人。以下、④慢性の病気で病院や診療所に通っている人、⑤さほど重症ではないが入院が必要な人、⑥かなりの重症でベッドから動けない人、⑦あまり長く生きられない人、と続きます。

このように並べてみると、右端の健康な人と、左端の危篤状態の人は連続したものともいえ、関連があり、まったく別のものではないことが分かります。

⑧の死ぬ瞬間は、だれにも分かりません。まれに、危篤状態だからとご家族を呼んだら、患者さんが奇跡的に回復されることがあります。こんな経験をした人に、危篤状態のときどうだったかを聞くと、まったく覚えていないのです。意識があるように見え、会話も交わしていたのに、だれが面会に来ていたかも記憶にないのです。

こうした体験談からすると、私たちは死ぬことを怖れますが、「どうも今回はダメかもしれない。長くは生きられない」と感じている⑦の末期状態が、精神的にもっとも苦しい状態といえるでしょう。

結局、死の瞬間は自分で分からないのです。では、どうすれば、人は死への恐怖を克服することができるのでしょうか。そのためには、死を視野に入れて〝いまを生きる〟ことです。先に述べたように、健康と死は連続したものです。自分で健康だと考える状態から、死が近いと感じる状態までをいかに生きるか。このことをしっかり考えておくことが、安らかな死につながると、私は考えています。

健康に死ぬとは

私はこれまで「健康」を全人的にとらえる必要があり、特に「たましいの健康」が重要であると繰り返し述べてきました。医療の分野では、すでに病気中心の医療から、病人中心の全人医療へと転換が図られつつあります。特に末期医療（ターミナルケア）については当初から全人医療が実践され、ホスピスでは「たましいのケア」が最も重要とされています。

「たましい」というと、一般には「死」と関連したものととらえます。しかし、本当の健康も「たましい」を抜きにしてはあり得ないのです。健康な状態から、病気の状態、死ぬかもしれないと感じる状態まで、一貫した全人医療、特に「たましいの健康」が不可欠であると私は考えます。

ターミナルケアの現場では、すでに「健康な死」という用語が使われ始めています。また、先にも述べたように、WHO（世界保健機関）では、一九九八年から健康の定義に「スピリットの健康」を加える検討が始まっています。ここで、あらためてその内容を紹介しましょう。

現行の定義は次のようになっています。

Health is a state of complete physical, mental and social well-being and not merely the absence of disease or infirmity.

健康とは、単に病気でないとか身体が弱くないということではなく、何事も前向きな姿勢で取り組めるような、肉体的、精神的及び社会的に完全に調和のとれた状態である。

改正案では、次のように修正しようとしています。

Health is a dynamic state of complete physical, mental, spiritual and social well-being and not merely the absence of disease or infirmity.

改正案を見ると、新しく挿入された a dynamic state と spiritual が非常に重要なのです。つまり「肉体的、精神的及び社会的」の間に、「スピリチュアル spiritual（霊的）」が挿入されて一層、全人的に健康をとらえる内容になっています。同時に、健康を「静的な状態（static state）」と見ないで、「ダイナミックな状態（dynamic state）」としています。健康を時間の流れの中でとらえるとともに、動的な躍動するものととらえている様子がうかがわれます。

これまでの定義では、肉体的、精神的、社会的に問題があれば健康とはいえなかったわけですが、改正案では「ダイナミックな状態（dynamic state）」という言葉が入ることにより、病気や障害があっても健康な状態があり得ることになります。この観点からしますと、いろいろ問題を抱えていても「自分のしたいことができれば健康」とする私の考え方も、あながち独断ではないといえると思います。

ちなみに、天理よろづ相談所病院「憩の家」でレジデントとして初期研修を受け、現在、高知厚生病院副院長でホスピス医をしている山口龍彦《やまぐちたつひこ》先生は、「現行の定義では健康な死ということは考えられないが、改正案では、dynamic という言葉とspiritualという言葉が相互に関連して、健康な死が考えられるようになる」と説明しています。

病葉（わくらば）

〝病葉〟と書いて、ワクラバと読みます。秋になると、落葉樹は紅葉し、冬が来る前に散っていきます。ところが、ほとんどの葉っぱが散ったあとで、何枚かの葉っぱが残っていることがあります。よく見ると、部分的に欠けていたり、きれいに紅葉していません。あれが病葉です。

健康な葉っぱなら、春に芽を出し、夏に茂り、秋に赤や黄色になって、冬になる前に散っていくのです。ところが病んでいる葉っぱは、その時季が来ても散ることができません。〝健康に死ねない葉っぱ〟ともいえます。散るのにもエネルギーが必要なのです。

これに関連して、良寛《りょうかん》さんのことを思い出します。良寛さんは子どもが好きで、鞠《まり》つきをして一緒に遊びました。年を取ってから年若い尼《あま》さんと大恋愛をしたことでも

有名です。この良寛さんの辞世の句が、

裏を見せ　表を見せて　散るもみじ

でした。私は俳句の勉強はしていませんが、この句を見るたびに病葉のことが頭に浮かぶのです。

良寛さんは、災難に遭うときには災難に遭えばいい。病気になるときは病気になればいい。死ぬときは死んだらいいということを言っています。この句は、まさにそのことを表現しているように思います。病葉にならずに時季がくれば散ることは、人間が「健康に死んでいくこと」をイメージとして表していると思います。

人間の死のあるべき姿を考えると、気力や体力が残っているからこそ、死ぬべき時に死ねるのではないでしょうか。全人的な意味で健康に生きてこそ、健康に死ねるのだと思います。

ホスピスケアについて

ホスピスケアの五原則

「健康に死ぬ」といえば、理想の場所としてホスピスが頭に浮かぶのではないでしょうか。ここで、ホスピスとはどういうものかについて、少し述べておきます。

たしかに、ホスピスでは患者さんの人格を尊重し、あらゆる角度から全人医療を実践しています。病気中心・医者中心の医療と違い、医者、看護婦、宗教家、ソーシャルワーカー、リハビリテーション専門技師、薬剤師、栄養士、ボランティアなどの協力によるチーム医療を行っています。

したがってホスピスは、亡くなっていく患者さんの楽園で、花が咲き蝶《ちょう》が舞うような雰囲気の中で最期まで世話をしてもらえる場所である……。こういうイメージを、みなさんは持たれているのではないでしょうか。ところが、実際は違うのです。ホスピスとは本来、場所や建物のことではなく、亡くなっていく人たちと家族の救済を図るケアのシステムのことをいうのです。

一九六七年、世界で初めてイギリスのロンドン郊外に、セント・クリストファー・ホスピスを設立したシシリー・ソンダース博士は、ホスピスケアについて五つの原則を掲げています。

①患者を一人ひとり人格体として扱う

②苦しみを和らげる

③不適切な治療、検査を避ける

④家族のケア

⑤チームワークによる働き

ここには建物や設備について、一切ふれられていません。ホスピスではトータルケアによって、患者さんが病気を受け入れ、身体的、精神的、社会的、霊的な痛みをコントロールできるように図ります。そして自宅に帰ってギリギリまで療養し、最期はホスピスで看取られることが多いようです。つまり、ホスピスにいったん入っても、そのまま最期まで留まるわけではないのです。

ホスピスは、ものすごく人手がかかります。たとえば、セント・クリストファー・ホスピスにはベッド数が五、六十しかないのですが、勤務者は四百人もいます。看護婦の人数はベッドの数と同じで、患者さんの数に対する看護婦の割合は、わが国の病院以上です。

ホスピスでは原則として検査をしません。注射もしません。だから看護婦さんはいらないのではないかと思いますが、むしろ逆なのです。検査や注射をしているほうが人手は少なくすみます。一人ひとりの人格や価値観を尊重し、その人に合った世話どりとなると、たくさんの人手がいるのです。患者さんの精神的な苦痛を取るには、ベッドサイドへ足を運び、そこでじっくり話を聴くことが必要なのです。

日本ではホスピスの数はまだ少なく、二〇〇〇年二月現在で六十八施設、千二百四十一病床と、入所できる人数は限られています。ホスピスに入っている期間は、平均三十日前後ではないかと思います。これに対して、イギリスやアメリカには、たくさんホスピスがありますが、平均入院日数は十日から二週間と短いのです。

ホスピスでは、ケアの仕方を家族と患者さんが一緒に教えてもらいます。痛みのある人は痛みの取り方を教わる。精神的な悩みのある人は悩みを軽くしてもらう。そして、これだったら自分でもできるという状態になって家に帰るのです。その後は看護婦さんの訪問を受けながら、家族に看取られるのが本来のあり方だと思います。

ホスピスケアと自宅ケア

みなさんは、患者さんに合わせた最高のケアができる場所はどこだと思われるでしょうか。実は、それは自宅なのです。患者さんのことを一番知っているのは家族です。食べ物ひとつにしても、それぞれ好みがあります。家族は長年同じ物を食べてきたはずです。ですから、その人に合わせた食事を作ることができます。ホスピスでは、一人ひとり別々の食事など作れません。自宅で死ぬことこそ、本人にとって一番幸せなのです。

自宅で死ぬために大事なのは、家の広さではありません。家族の絆《きずな》です。いま、人と人との絆が細くなっています。迷惑をかけず、かけられずでは絆は太くなりません。死ぬときに人の世話になりたくない、迷惑をかけたくない。そんなことができるはずはありません。だれでも人の世話になるのです。ですから、元気なうちに人の世話をさせてもらうことです。亡くなりつつある人の世話をさせてもらうことで、死ぬとはどういうことかを学ぶこともできます。

病院は治療をする所で〝死に場所〟ではありません。ホスピスがあるではないかと言われるかもしれませんが、先に述べたように、ホスピスも死ぬ所ではないのです。終《つい》の棲家《すみか》であるわが家を大切にし、家族の絆を太くするように、元気なうちから努力をすることです。

ホスピスの全人的ケアとは

淀川キリスト教病院名誉ホスピス長でもある柏木哲夫《かしわぎてつお》大阪大学人間科学部教授が以前、「ターミナルケアの実践・ホスピスケアの経験から」と題して、天理よろづ相談所病院「憩の家」で講演されたことがあります。そのとき、先生は人の死について、次のように述べられました（第二回「憩の家学術講演会」平成六年十月十九日）。

人は全人的に死んでいき、全人的な痛みを経験する。すなわち、

①身体的な死

②精神的な死

③社会的な死（家族、友人、職場、地域社会との別れ）

④宗教的な死（死後の世界に対する懸念）

についてそれぞれ苦痛を伴う。

まず、①の身体的苦痛のケアはホスピスで最も重要なことです。たとえば、がんの末期で一番苦しいのは痛みですから、痛みを止めるために、その人に合った麻薬の使い方を考えます。飲み薬や座薬でうまくいかない場合は、二十四時間ずっと点滴をしながら、自分で量を加減するように指導します。身の置き所がないだるさは末期特有の症状ですが、ある種の薬（ステロイド）が効くことがあります。

そのほか、咳《せき》、痰《たん》、呼吸困難、食欲不振、吐き気《はけ》、便秘、口渇《こうかつ》などがよくみられる症状です。肺を患っていて痰が切れにくい場合には、切れやすい体位を教えます。呼吸困難があれば、酸素吸入を自宅で続けることも可能です。このようにして、症状を緩和するために医学的にあらゆる手を尽くします。

②の精神的苦痛は、不安、いらだち、恐れ、怒り、うつ状態などです。

③の社会的苦痛は経済問題、人間関係、遺産相続の問題などです。

④の霊的苦痛（spiritual pain）は、人生の意味や死後の世界に関するものです。

この苦痛を取ること、すなわち「たましい」の苦しみを少しでも軽減することが、ホスピスの一番大きな役目です。そのためには、うその世界では救えません。「がんである」ことを否定せず、「来年の桜を見るのはむずかしいかもしれない」というように、末期であることを言わなければなりません。残された短い期間に何がしたいのか。新婚旅行の思い出の場所へもう一度行ってみたいというのであれば、万難を排してその希望をかなえられるように努力します。死後の世界に関しては、ホスピスは宗教をバックボーンとする病院が多く、その教えを伝えることで心の支えになるのではないかと思います。

患者さんが亡くなっていくときは、実は家族も病んでいるのです。最愛の夫なり妻、またお父さんなりお母さんが亡くなっていくかもしれないという状況では、自分のことのように苦しみます。ですから、ホスピスでは家族のサポートも重視しています。さらに、亡くなられたあとも、遺族の会がフォローしています。年に一回か二回集まって、亡くなられた方を偲《しの》び、残された人が早く立ち直れるように支援するのです。これは、まさに社会的な健康を取り戻すことであり、全人医療だと思います。

尊厳死について

尊厳死の二つの意味

だれでも安らかな最期を迎えたい、人間の尊厳を失わずに死にたいと願わない者はありません。「健康に死ぬ」ことと関連しますので、その意味や問題点について述べたいと思います。

私はこの「尊厳死」には、狭義と広義の二つの意味があると考えています。一つは、現在の医療水準では回復が見込まれない病気で死に直面したとき、むだな延命治療はやめて、人間としての尊厳をもって生をまっとうしたいとする考え方です。末期状態になったとき、どうしてほしいかを、生前に文書にしておいて、関係する人たちに協力を頼みます。一種の遺言ですが、生きているうちに効力を発揮するという意味で、

「リビングウイル（living will）」といいます。これは狭い意味の尊厳死です。

日本尊厳死協会をご存じでしょうか。延命治療を受けないで尊厳をもって死にたいと願う人々の集まりです。この協会に入ると、「自分が脳死状態や植物状態になったら、生かすためだけの延命治療はやめてほしい。しかし、苦痛を取るための治療は十分にしてほしい。それによって寿命が短くなっても構わない」と宣言した書類を作成します。そして、いざ入院したときに宣言書を主治医に渡します。

ちなみに、延命治療には次のようなものがあります。呼吸困難に対して人工呼吸器をつける。栄養状態の悪化に対して栄養剤を注射する。貧血に対して輸血をする。腎臓機能の低下に対して透析《とうせき》をする、などです。

しかし、この種の尊厳死が問題になるのは、日本がとても豊かだからです。仮に国が貧しくなると、延命治療をやめてくれと言わなくても、早々と治療を中止されることになるでしょう。なぜなら莫大な費用がかかるからです。現在でも月額百万円は下りません。

また、冷静に考えてみると、万が一にもたすかる見込みがないのに、湯水のごとくお金が使われるのは異常ともいえます。延命治療を家族が希望しているのであればまだしも、本人にとってかわいそうだと内心感じながら、それをだれも言い出せないのです。このような状況が生まれてくるのは、人間が全人的に死んでいくという視点を欠いているからだと私は思います。

もう一つの尊厳死は、「人間としての尊厳」をもって死にたいという広い意味の尊厳死です。だれでも、できれば亡くなるときに、愛する家族や世話になった人たちにあいさつをして死にたいと考えるのではないでしょうか。「ありがとう」とか「お世話になりました」と言って亡くなると、その人の生きざまが後に残された人につながっていきます。この意味の尊厳死が、私の考える「健康な死」の形です。

ボケたらボケたでいいではないか。自分の知ったことではない。本人には分からないのだから、ある意味では幸せである、と思う人もいるかもしれません。確かにそれも一つの考え方です。しかし、私はそれでは寂しいと思います。「あれではなぁ」とか「かわいそうだったなぁ」と言われるような死に方をすると、人々はできるだけ思い出さないでおこうとするでしょう。これでは、たましいが救われないと思うのです。

脳死状態と植物状態の違い

狭義の尊厳死を考えるには、脳死状態と植物状態の違いを理解しておく必要があります。これらは、どちらも意識がないという点で似ているようですが、まったく違うのです。植物状態の人は、きちんとしたケアをすれば長く生きられます。ところが脳死状態になれば、いくら手を尽くしても、普通は一週間か、長くても一カ月で必ず死亡します。また、脳死は自発呼吸が止まっているので人工呼吸装置が絶対に必要ですが、植物状態では自分で呼吸をしているので、その必要はありません。

植物状態では、脳幹《のうかん》は生きているため、自力で呼吸できます。血圧も正常です。しかし、物が言えません。こちらから働きかけても、うなずくなどの反応がありません。何か食べたいという意思を示しませんし、自分で食事を取ることもできません。大脳の新皮質も旧皮質も死んでしまっているのです。たしかに生きているのですが、自分では何もできません。まるで植物と同じような状態だということで、このように呼ぶのです。

一方、脳死状態は、脳の全部が死んでしまっています。脳幹も死んでいるので、自分で呼吸ができないのです。このような状態になれば、長く生きられるはずはありません。亡くなられたあとで解剖すると、脳はドロドロに溶けてしまっています。

以上の話をまとめると、植物状態と脳死状態の根本的な違いは、脳幹が生きているか死んでいるかということになります。狭義の尊厳死との関連でいえば、植物状態は世話をすれば生きられるのですから、一切の治療を中止するのは殺人行為につながり、許されることではありません。

ライシャワー大使の尊厳死

延命治療を拒否する尊厳死の一つの例として、ライシャワー元駐日大使の死を紹介します。大使はアメリカ人ですが、奥さんは日本人で、大変な親日家でした。

一九六四年三月、当時駐日大使だったライシャワー氏は、大使館を出たところでいきなり精神異常の少年にナイフで太ももを刺されました。大出血を起こして輸血しなければたすからない状態でした。そのため輸血を行ったのですが、その血液の中に肝炎ウイルスが入っていたため、急性肝炎になりました。

肝炎は、治りきらないと慢性になり、肝硬変、そして肝がんにまで進行する確率が高い病気です。不幸にもライシャワー氏はその過程をたどり、肝硬変になりました。肝硬変になると皮膚《ひふ》が黄色くなり、おなかに水がたまり、吐血《とけつ》もします。そして、肝不全の状態になると肝性昏睡《かんせいこんすい》といって意識がなくなっていきます。

肝臓を患うと吐血するのは、おなかを循環する血液は肝臓を通ってから心臓に返ってくるようになっているからです。肝硬変になると、肝臓が萎縮《いしゅく》し硬くなって血液の流れが悪くなります。そうなると血液は正規の道を通らずバイパスを通って心臓に返るようになります。このバイパスが静脈瘤《じょうみゃくりゅう》です。もともとは細い静脈なのですが、大量の血液が流れるために太くなったものです。

静脈瘤が肛門の周りなどにできる分には大きな害はないのですが、食道の周りにできると問題です。表面が擦《す》り切れたようになって破裂し出血するのです。真っ赤な血を吐いたり、血液が腸のほうに流れると、コールタールのような真っ黒な便が出ます。胃《い》ほかの場所と違って、食道は出血している場所を手で押さえるわけにいきません。

潰瘍《かいよう》で出血している場合は手術で胃を切り取ることができます。しかし、食道は胸の中を通っているので、それもできません。そのため食道静脈瘤の破裂は命取りになることが非常に多いのです。

ライシャワー氏は肝硬変の末期状態になりました。一九九〇年八月二十八日、何回目かの血を吐いたとき、「これ以上の延命を希望しない」と尊厳死を選んだのです。そこで点滴や輸血のチューブが外されました。八月三十日、大使は家族に最期の別れを告げ、亡くなりました。

ライシャワー氏の尊厳死は当時かなり話題になり、天理教の週刊新聞『天理時報』でも取り上げられました。「人間の生と死をめぐって」(平成二年九月十六日号から五回連載)と題して、毎日新聞の元編集委員の正井尚夫《まさいひさお》氏と私が対談をしています。

植物状態の母を看取る

最後に、先に述べた広い意味の尊厳死の例として、植物状態になった私の母の看取りについて述べたいと思います。

私の生家は、天理教の教会です。私たち子ども六人は、それぞれ独立して家を出ました。父が先に亡くなり、残された母がたった一人で教会の信者さんのお世話をさせていただいた時期がありました。

母は「もったいない。もったいない」が口癖《くちぐせ》でした。食べ物も一切、残しませんでした。教会で祭典や行事などがあって、そのあとご飯がたくさん残っても、何日もかけて食べるのです。暑い時には割合早く傷みます。すえた臭いがきつくて、それこそ鼻をつままなければならないような状態でも、「ご飯の傷んだのは毒にはならない」と言って頂くのです。その状態を過ぎると、今度はそのすえたご飯を洗って頂くようなことをしていました。

こんな生活をしていましたから、年を取ってから太り始めました。その結果、高血圧になりました。高血圧になると脳卒中になりやすいことが分かっています。血圧を下げる薬を飲むように勧めましたが、しばらく続けただけでやめてしまいました。

果たして、ある日突然、脳出血で倒れました。そのとき、母は一人だったのですが、幸い、ふだんから気に掛けてくださっている近所の人が、玄関先に倒れている母を見つけて、二十数キロ離れた市民病院まで運んでくださったのです。

おかげで一命は取り留めましたが、意識はなかなか戻らず、やっと目を開けたときは目をキョロキョロさせるだけでした。いくら大声で名前を呼んでも返事をせず、うなずいてもくれませんでした。いわゆる植物状態になっていることがはっきりしたのです。

入院から三カ月後、家族や信者さんが集まり、母の今後について話し合いました。その結果、やはり連れて帰って教会で最期を迎えさせるのが一番いいのではないか、本人も喜ぶのではないかということになりました。

そこで、受け入れるための準備を始めました。

植物状態ですから、自分で食べられません。家に帰って点滴などを一切しないと餓死させることになります。そんなことはできませんので、なんとか方法を見つけなければなりません。小鳥の雛《ひな》を飼った経験のある人はお分かりかもしれませんが、喉《のど》の奥へ餌《えさ》を入れると反射的に飲み込みます。母も同じように、流動食を喉の奥へ落とすと、ゴックンと飲み込むことが分かりました。このことを見つけてから、およそ一時間はかかりますが、食事ができるようになりました。

また、床擦《とこず》れができていたので、手当ての仕方を看護婦さんに教えていただきました。そのほか、病院と同じようにはいきませんが、私たちにできる限りの世話をすることにして、母を家に迎えることにしました。やれるだけのことをやって、それで多少死期が早くなってもいいではないかという気持ちでした。結局、家に戻って四カ月後に、母はこの世を去りました。

母の例でも分かるように、植物状態になった患者さんは、世話の仕方次第でかなり生きられるのです。もっとも病院にそのまま入院していれば、もっと長生きしたかもしれません。しかし、こちらの言うことを理解して返事をしたり、自分でご飯を食べられるようになることは絶対と言っていいほどあり得ません。

こういう植物状態の人も、先ほどの脳死状態の人と同じように考えて、延命治療をやめ、〝尊厳〟をもって死を迎えさせるほうがいいのではないかという意見もあります。しかしながら、脳死状態と植物状態はまったく違います。尊厳死について、こうした点をはっきり区別するべきだと私は考えています。

できることなら、家族が植物状態になったら、家に連れて帰ることです。たとえ物が言えなくても、その人には今日まで生きてきた歴史があるのです。その歴史に、家族みんながかかわっているのですから。

世話が大変だから、ずっと病院のお世話で……という考えもあるでしょう。しかし多少無理をしても、家族みんなが寄ってたかって世話をすると、そのことによって、いろいろな勉強をさせてもらえます。私たちの場合、母親に声をかけても、もちろん返事はありませんが、それでも家に帰ったときは「ただいま、帰りました」、床擦《とこず》れの手当てをするときは「痛くないですか」、食事のときは「ご飯ですよ」などと常に声をかけながら世話をしました。

母親が現実に亡くなったとき、どれだけ寂しく思ったか分かりません。物を言わなくても、生きているだけで私たちに働きかけ、無言の語りかけをしてくれていたことが、母の死後、よく分かりました。

Ⅳ　死を見つめ、いまを生きる

がん患者の生き方から「死」を学ぶ

「死」が遠くなった日本人

周知のようにわが国は大変豊かになり、平和が続いています。戦争が五十年以上もない国は珍しいのではないかと思います。世界を見渡しても、常にどこかで戦争が行われているし、貧しい国もたくさんあります。アジアやアフリカでは食べ物がなくて、人々が餓死寸前に追い込まれている国もあります。

一九四五年、第二次世界大戦が終わり、日本は敗戦国となりました。当時、私は小学校三年生でした。田舎《いなか》に住んでいましたが、戦況が不利になってからは、アメリカの爆撃機であるB29が上空を飛んでいました。戦争に負けたら敵の兵隊が上陸してきて女は辱《はずかし》めを受け、男は皆殺しにされる。そのときは竹槍《たけやり》を持って戦うのだと聞かされていました。子どもながらに、死の恐怖に怯《おび》えていたのを、いまも思い出します。

ひるがえって、現在の日本は戦争とは無縁で、世界でも有数の安全な国です。時々、理由なき殺人事件がありますが、わが身に降りかかるかもしれないと身の危険を感じる人はほとんどいないでしょう。つまり日本では、死は遠い存在なのです。

わが国ではまれに見る健康ブームです。新聞、ラジオ、テレビなどマスコミを通じての健康情報の氾濫《はんらん》、健康食品、栄養剤、抗菌グッズ、健康スポーツ器具など、日本人の健康志向は異常といってもよいほどです。これは、物とお金が満たされた結果、健康が生きる目標になってしまったからだといえます。

しかし、死を避けることのできない人間にとって、健康が生涯の目標になり得ないことは明らかです。むしろ、いかに生きるかが問題なのです。第一章で述べたように、身体《からだ》の健康にとらわれることは不健康につながります。心の健康、社会の健康と同時に、「たましい」の健康も念頭に置いた生き方ができなければ、本当の健康は得られないのです。

そのためには、死を見つめて生きることが大切です。しかし、死が遠くなってしまったわが国のような状況では、どうすればいいのでしょうか。

一つの方法として、がんになった人の生き方から学ぶのが有効だと私は考えています。そこで本章では、「がんはどんな病気か」「進行したがんを克服した人たち」「健やかな死のために必要な準備」「特に重要な死の受容」「生きてきたように死んでいった人たち」について述べたいと思います。

がんはありふれた病気

日本人の死亡原因は、①がん、②心疾患（心筋梗塞《しんきんこうそく》など）、③脳血管障害（脳卒中など）、④肺炎、⑤事故、⑥自殺、⑦老衰、⑧腎疾患、⑨肝疾患、⑩糖尿病、と続きます。がんは一九八一年以来、死因の一位を占めています。長生きすれば二人に一人はがんになり、三人に一人はがんで死ぬという、ありふれた病気です。

がんは特別な病気ではなく、生活習慣病でもあります。塩分が高血圧の原因になることはよく知られていますが、塩分の多い食事を続けていると、胃がんになりやすいことが分かっています。また、脂肪やタンパク質の多い〝美食〟ばかり続けていると、腸のがんになりやすいのです。たばこと肺がんの関係は有名ですが、さらに酒好きが重なると、喉頭《こうとう》がん、食道がん、膀胱《ぼうこう》がんなども多くなります。つまり、生活習慣の積み重ねから、がんになるのです。

がんは遺伝子が傷つくことによって発生する病気です。若いときは遺伝子が傷ついてもすぐに修復されるし、がん細胞ができても免疫の力が働いて早い時期に殺してしまうのですが、年を取るとその力が落ちてきます。そのため、がんになりやすいのです。年齢が二倍になれば、がんの発生率は二の四乗＝十六倍になるといわれています。三十歳の人と六十歳の人を比べたら、がんの発生率は十六倍になるという計算です。長生きすればがんになってもおかしくない、がんは老化現象といわれるゆえんです。

ちなみに、老人ホームで〝老衰〟で亡くなられた人を解剖すると、三人に一人の割合でがんが見つかるというデータもあります。

がんになると生き方が変わる

私自身は、がんになったことはありません。しかし、ひょっとしてがんかもしれないとドキドキしたことがあります。二十数年前のことです。ある日、ふと鏡を見ると、額《ひたい》にかなり大きいほくろができているのに気づきました。ほくろのがんは「メラノーマ」といって、がんの中で最も悪性といわれています。がんかどうか調べるために組織の一部を取るだけで転移してしまうこともあるので、不用意に組織を採取することを禁じられているくらいです。

「なぜ、いままで気がつかなかったのだろう？　急に大きくなったためか。そういえば周囲が円形でなく表面もゴツゴツしている」。居ても立ってもいられなくなり、早速、外科の先生に頼んで治療を兼ねて摘出してもらいました。

「構いませんから、大きく取ってください」

とお願いしたのを思い出します。組織検査の結果が分かるまで、ずいぶん長く感じられました。その間、「もし、がんだったら……」と、次から次へと最悪の事態を考え、食事をしても砂を噛《か》む思いでした。

私たちは、空気と水がなければ生きていけませんが、ふだんこれを意識することはありません。同じように、命に限りがあることを意識していません。近しい人、特に年齢の近い人が亡くなると多少動揺しますが、すぐに自分は違うと忘れてしまいます。

しかし、がんになると、「はて治るのだろうか、いつまで生きられるのだろうか」と、命というものが急にクローズアップされて迫ってきます。そうなると、いままで見えなかったものが見えてきたり、聞こえなかったものが聞こえてきたりします。人間関係にしても、出会いを大切にする生き方になってくるのではないかと思います。おそらく、がんになる前と後とでは、ものの見方や感じ方が変わり、「死をみつめ、いまを生きる」ようになるのではないでしょうか。

がんで死ぬのも悪くない

若い人が、がんで亡くなるのは悲惨です。どんな形でも、生きていたいのに生きられないからです。かつて、主治医を務めた若い患者さんに、抗がん剤の副作用があまりに強いので次の治療を躊躇《ちゅうちょ》していると、「なぜ、注射してくれないのか。副作用で目が覚めなかったら、それでも構わない」と言われたことがあります。そのとき、感傷的にかわいそうだと考えた自分を非常に恥ずかしく思うと同時に、若い人の「何としても生きたい」という〝命〟に感動したことを思い出します。

その点、年を取ってからがんで死ぬのは、まんざら悪くはありません。なぜかといいますと、がんになれば、痴呆《ちほう》になって延々と長生きするようなことはないからです。家族にいくら世話をかけても先が見えています。

私の外来にみえるかなり年配の患者さんの中に、自分の病気のことはそっちのけで、介護のつらさを訴えられる人がいます。姑《しゅうとめ》のおばあさんを何年間も介護しているのです。小姑《こじゅうと》さんがたまに帰ってきて、あんなこと言った、こんなこと言ったと愚痴《ぐち》をこぼされる。この患者さんがいろいろ訴えられる症状も、姑さんの介護が関係しています。それくらい介護は大変なのです。

その点、がんで亡くなる人をお世話するとき、本当に大変なのはせいぜい三カ月ぐらいでしょうか。その間、家族に手厚い介護をしてもらって、泣いて見送ってもらえます。ですから、同じ老化現象なら、がんのほうが良いというわけです。

もう一つ、がんで死ぬことの良いところは、頭がボケないことです。ボケると、それまでの業績や人格像が色あせて見えることがあります。また、がんで長く生きられないということになると、急に精神が燃えだし、大きな仕事を遺《のこ》す人も少なくありません。身辺整理ができることも「立つ鳥あとを濁《にご》さず」で、大事なことです。

やはり〝遺す〟ことと関係があるのですが、子どもに自分の考えや希望を伝えるだけでなく、闘病の姿を見せることにより、その後の子どもの生き方が変わることもあります。あるとき、親のがんをきっかけに、長らく勘当状態にあった親と子が和解する姿を見たことがありました。これも、がんのおかげといえないこともありません。

がんを克服する生き方

がんの生きがい療法

私たちが生き生きとしているときには、細胞も躍動しています。そういうときは、がん細胞をやっつける免疫の力も高まっているに違いありません。がんになり、医学的には見放された状態であっても、絶対にだめだということはありません。抗がん剤が効かない状態であっても、良くなる人があります。がんにも自然治癒《ちゆ》があるのです。しかし、それは患者さん自身の頑張りはもちろんですが、患者さんを取り巻く人たちの協力や励ましがあっての話です。

よく病気と寿命は別だといわれますが、気休めの言葉ではなく真実です。あとどのくらい生きられるのか予測する「余命」という言葉がありますが、本当の命の長さは医者にも分かりません。医者は無責任に言っているだけです。短めに言っておいて、それより長く生きられると喜ばれますから、短めに言うことが多いのです。

ずいぶん前になりますが、一九八八年、日本人のがん患者七人が、モンブラン登頂を目指して成功したニュースが大きく報道されました。これは「生きがい療法」を実践している岡山県倉敷市にある柴田《しばた》病院の伊丹仁朗《いたみじんろう》博士の指導によるものでした。あの時の患者さんたちはいま、どうしているかご存じでしょうか。七人のうち二人は、二年後に亡くなりましたが、五人はいまも元気なのです。

実は、がん患者の生きがい療法としての登山は、アメリカでも行われており、日米合同の富士登山が二〇〇〇年八月二十一、二十二の両日に行われました。患者さんは日本から百四十人、アメリカから八十人の合計二百二十人、医者や看護婦を含めたボランティアが同数の二百二十人も参加しました。そして先に紹介した五人は、今度はヘルパーとして参加しました。

参加者の中には、酸素吸入を必要とする人もいます。高山病の予防対策など、周到な準備が一年前から行われました。その結果、九割以上の人が登頂に成功したのです。

このなかには、眼のがんで失明している九歳の小児も含まれていました。

こうしてみると生きがい療法も、ちょっとやってみる、というような生やさしいものではないことが分かります。「死んでもいい」くらいの気持ちで取り組み、目的が成就《じょうじゅ》されたとき、がんに対する免疫力も高まっているといえそうです。このことも、がんになったときの生き方に、大きな示唆《しさ》を与えてくれる事例です。

難病が治る『快癒力《かいゆりょく》』

『快癒力』（サンマーク出版）という素晴らしい本に出合いました。著者は篠原佳年《しのはらよしとし》氏という、私より十歳以上若い医者です。篠原氏の考える健康とは、

「心がわくわくして楽しいことにエネルギーを振り向け、今日一日を精いっぱい生きる人。人のために尽くす人が本当の健康である」

というのです。これは、私が考えている健康とほとんど同じです。

篠原氏は開業し、リウマチなどの膠原病《こうげんびょう》を中心に診療を行っています。膠原病は痛みを和らげたり、熱を下げるなどして症状を取ることはできますが、根本的な治療は

非常にむずかしい病気です。国から難病に指定されています。氏はこれまでの診療経験の中で、治るはずがないと思われる膠原病の患者さんが良くなった例を、幾度か診てきました。そして、その人たちに共通するのは次の点だといいます。

一つ目は、治らないものは治らないと、病気のことをあきらめた人。治りたい治りたいという人は治らない。病気のためにあれもできないこれもできない、病気があるから幸せになれないという人も治らない。

二つ目は、病気のことをいつの間にか忘れている人。

三つ目は、人のために尽くす人。

こういう人は、膠原病という難病であっても良くなるというのです。

例を挙げると、しばらく診察に見えない患者さんが、次に見えたらとても元気になっていました。どうしたのかと尋ねると、家族が重い病気になって、世話や看病のために忙しくて病院へ行く暇がなかったということでした。その人は、まさに自分の病気のことをすっかり忘れて、人のために一生懸命になっていたのです。血液検査をしてみると、病気の活動性を示す検査の数値も下がっていました。良くなったのは気のせいではなかったのです。このようなケースが本の中で紹介されています。

Aさんの生き方に学ぶ

私は『快癒力』を読んだとき、まさにその通りだと、ひざを打ちました。私がこれまで診てきた患者さんで、自分の病気のことを考えずに家族のために尽くし、病気が悪くなるどころか不思議にも良くなる人を何人も目の当たりにしてきたからです。

Aさんは五十歳代で、診断は悪性リンパ腫《しゅ》という血液のがんでした。二十年近く前になりますが、私の外来に来て入院となりました。最近、抗がん剤の是非がさまざまな本で取り上げられていますが、こと血液のがんに関しては、抗がん剤は有力な治療法です。白血病では最初からがんが全身に飛び火した状態ともいえ、がんを手術で切除したり放射線を当てて焼き殺す治療法はできません。しかし、抗がん剤を血液に乗せて体中を巡らす治療法を行えば、治癒も可能なのです。

悪性リンパ腫に対する治療は、抗がん剤を三種類も四種類も一緒にして、一度にドンと使用します。少しずつ時間をかけて投薬するのではなく、薬を集中爆撃のようにして使用するのがいまの常識です。

当時はまだ、このような治療法は常識ではなかったのですが、Aさんにこの治療法を試みようということになりました。本人もそれを納得し、治療を始めました。ところが使い始めると、副作用がどんどん出てきました。熱が出る、吐き気《はけ》は強い、薬疹《やくしん》といって赤い斑点《はんてん》がいっぱい出てくる。本当に大変な状態になったのです。しかし、いろいろ工夫をして、なんとか治療を続けられる見通しがつきました。ところが、Aさんはこの段階で「退院して外来で治療を受けたい」と申し出られたのです。

一般に、抗がん剤を使うと、吐き気がしてご飯が食べられなくなります。白血球が減って、抵抗力が落ちているときに肺炎にでもなったら、それが命取りになるかもしれません。Aさんに施した治療は、当時としてはまだ一般化していないきついものでしたから、入院して治療を受けてもらわないと、われわれも心配です。普通、そんな状態で退院させてくれなどと、患者さんは絶対に口にしません。ところがAさんは退院して、外来で同じ治療を続けてほしいと言って譲りません。「そんな危険なことはできない」「構わないからやってください」の押し問答になりました。

事情を尋ねてみると、奥さんが慢性関節リウマチを長年患っていて、自分の身の回りのこともできないのだそうです。小さな子どもが二人います。本人は小さな町工場の社長さんです。会社勤めであれば、休んでいる間は傷病手当をもらえるのですが、自営業ではそれもかないません。

自分がいないと会社はだめになる。退院すれば妻の面倒も見られるし仕事もできる。だから外来で治療してほしいということだったのです。Aさんの決意が非常に固いので、「じゃあ、やってみましょう」ということになりました。

実際に外来でやってみると、心配したようなこともなく、どんどん良くなっていきました。そして、どこにもがん細胞が残っている証拠がないというところまで達しました。われわれ医者はこれを「完全寛解《かんかい》」というのですが、それから五年が過ぎ、治ったと判断される状態になりました。ご存じとは思いますが、がんは五年間再発の兆候がなければ、治ったと医学的には判断することになっています。

「もう外来通院はしなくてもいいですよ。何かあったら来てください」

と言ったのですが、

「先生の顔を見に来ますわ」と、その後も時々受診されていました。

あるとき、Aさんは「妻は亡くなりました。子どもは二人とも結婚して孫もできました。いまは、何も言うことはありません。私はいつ死んでもいいのです」と言われました。ところが、このあと大変なことが起こりました。完全に治ったと言われてから、さらに五年たった時点、つまり十年後に再発したのです。

私は大きなショックを受けました。ひょっとしてリンパ節の腫《は》れる別の病気ではないか。がんだとしても、前のがんとは違うのではないかと考えました。そこでもう一度、リンパ節を採取して組織検査をすると、前とまったく同じ特徴を持ったがん細胞であることが分かりました。つまり、信じられないことですが、再発だったのです。

Aさんにこのことを告げるとき、私は内心、「やっぱり、がんが出てきましたか。やることはやりましたから、もうきつい治療は結構です」と言われるかなと思っていました。しかし、人間はそうではないのですね。

「もう一度頑張って、治療を受けます」

と言われ、入院となりました。そして前回と同じように強力な治療を行ったのですが、今度は効かなかったのです。薬に対してがん細胞が抵抗力をつけていることもあり、新しく開発された薬も使いましたが、効果はなく、亡くなられました。

Ａさんを長年にわたり診させていただいて、人のために一生懸命になったときは生きがいを感じて自然治癒力が高まり、たとえ、がんであっても良い方に向くことを実感したのです。

「健康に死ぬ」には準備が必要

死の教育

不思議なことに、私は医者になりたてのころから、家族に死ぬ話ばかりしてきました。私は六人兄弟姉妹の末っ子ですが、みんなが集まったときにはいつも死ぬ話を持ち出すので、「孝信《たかのぶ》の死の話がまた始まった」と眉《まゆ》をひそめられたものです。当初は「仕方ないから聞いてやるか」という感じだったのですが、最近は見直されて「世の中はお前の言った通りになってきた」と言ってくれます。死を忌《い》み嫌ったり、敬遠するのではなく、望ましい死に方について一般でも考えられるようになったという意味です。

死については、「まだその年ではない」というのではなく、若いときから考えておくべきだと思います。特にアメリカなどでは「死の教育（Death education）」を、子どものころからやっています。ペットの死などを通じて、子どもに死ぬとはどういうことかを教えるのです。

子どもに死ぬところを見せてはいけないということはありません。死ぬことは他人事、まだまだ先のことと考えずに真正面からとらえるのです。自分もいつか死ぬのだということを見据えて、自問自答しながら生きることが大切だと思います。

「そのときはそのとき」というのではなく、自分の死生観を元気なうちに確立しておくべきです。病気や事故で自分の死が身近に迫ったとき、「あなたはどうしてほしいのか」と聞かれても、判断する〝物差し〟がなければどうしようもありません。その物差しは、年を取ったから自然にできてくるものではありません。自ら努力して創《つく》るものです。

年齢に関係なく、六十代であろうが、七十代であろうが、人間は死ぬのが怖いのです。八十歳近くになって、血圧やコレステロールの値に一喜一憂している人を見ると、このことがよく分かります。

自分の寿命を予測する

すべての生物には寿命があります。当然、人間にも寿命があります。にもかかわらず、人間だけは医学が進歩すれば寿命に関係なく生きられると考える。これは、おかしいとは思いませんか？　寿命は生まれ育った所によっても違います。日本に生まれたか、アフリカで生まれたかでも違います。戦争している国に生まれたら戦死する若者が増えます。寿命は国によって、時代によって違うのです。

死を見据えて生きるには、自分の余命を考えることも一つの方法です。みなさんは、あとどれくらい生きられると考えているでしょうか。なんとなく、日本人の平均寿命から現在の年齢を引いて出てくる年数を想定されていませんか。そうだとすると、考え直してください。

平均寿命は年代によっても異なります。男性七十七・六四歳、女性八十四・六二歳というのは、戦中戦後の厳しい時代を乗り越えてきた人たちのものです。おなかの皮と背中の皮がくっつくほどひもじい思いをしながら、働きに働いてきた強い人たちです。これが、いまの若い世代にそのまま通用しないことは、少し考えれば分かることです。

また、「日本人の平均寿命」というときは集団の値ですが、これとは別に個人の値があります。人間は一人ひとり違うように、当然、寿命も一人ひとり違います。長生きの家系の人は、強い心臓や肺をご先祖様からもらっています。現代風にいえば、長生きの遺伝子を引き継いでいます。食べ物の好みも関係あるでしょう。

もっと大事なことは、生き方も受け継いでいるということです。とても質素で周りと協調して仲良くしている。そういう生き方が、長生きのもとになっているのではないかと思います。

自分の寿命は死ぬまで分からない、といえばそれまでです。しかし、寿命を知る一つの目安となる簡単な計算方法があります。自分の父と母、それに父方と母方の祖父母の四人の合計六人の寿命から割り出します。事故による死亡は除き、病気や老衰で亡くなった人の年齢を足して人数で割り、それに四を足したものを予測寿命とするのです。四というのは医学や文明の進歩による影響を加味した数字です。六人のうち四人についてしか分からなければ、四人で平均寿命を出します。

この計算方法は以前どこかで目にしたのですが、一つの考え方として、案外当たっているのではないかと思います。ちなみに、私の場合は七十三歳です。あと八年の余命ということになります。余命を見据えて、現在の自分の生き方を再点検する。そして具体的に生活設計をするのも、「死を見つめて生きる」ことにつながると私は考えています。

わが家で死ぬには

みなさんは、どんな死に方をしたいと考えていますか。ボケたり、意識のない植物状態になったりせず、家族みんなに看取《みと》られて死にたい。できれば、亡くなる一週間か、二、三日前に「みんな、ありがとう。お世話になったね」「これまで、いろいろなことがあったけれど、やはりこの世に生まれてきて良かったよ」というふうに別れのあいさつをしたい。だれだってこのように思うでしょう。しかし、いまの時代では、かなりむずかしいことです。ふだんから「健康に死ぬ」ことを考えて生活し、準備する必要があると思います。

最近、死後どういうふうにしてほしいか、前もって遺言する人が増えてきました。しかし、いくら遺言を書いても、それを実行してくれるのは残された家族です。その意味で、自分がどんな死に方ができるのか、その鍵《かぎ》を握っているのは、家族ということになります。

いま、大部分の人が仕方なく病院で死んでいます。病院は本来、病気を治す場所で、死にゆく人を世話する所ではありません。ですから、無用な検査や治療をやめて、安らかな看取りをしてほしいと望むこと自体が無理な話なのです。といって、自宅で死を迎えたいというのであれば、早くから準備が必要です。遺言を書くのもいいですが、ふだんから家族を大切にし、好ましい関係を築いておく必要があります。

できれば、狭くても家族が一つ家《や》に住んで心を通わせる。お互いに世話をし、世話をしてもらうことにより絆《きずな》を太くするのです。そこに「いつも言っていたようにしてあげようではないか」と、希望が実現する可能性が出てくるのです。さらに、自宅で亡くなりたいのであれば、看取ってもらう医者と、より良い信頼関係を築いておくことも重要になります。

余談になりますが、遺言に関して少し気になることがあります。それは内容が往々にして残された者への指図になっていないかということです。たとえば、本人が葬式無用といっても、葬式やその後の儀式は残された家族が故人と別れをするためのものでもあるのです。

死の認識は、立場によって変わってきます。「一人称」「二人称」「三人称」で考えると分かりやすいと思います。一人称は本人です。二人称は家族です。三人称は家族以外。臨終の現場では医者になります。たとえば、脳死の場合、本人は意識がないので分かりません。三人称からすれば、機能的には「死」です。しかし脳死状態では、皮膚《ひふ》は温かいのです。これは二人称の家族にとっては、生きていることを意味します。

同じように、家族の一人が死んだときは、一人称と三人称にとっては紛《まぎ》れもない事実ですが、二人称がそれを受け入れるまでには時間がかかります。この意味で、家族にとって葬式などの別れの儀式は、とても大切なことなのです。

死にゆく人から学ぶ

だれでも死のリハーサルはできません。闘病記など、いろいろ本を読んでも限界があります。どうしても他人事になるからです。死について学ぶには、死にゆく人をお世話するのが一番いいと思います。しかし、これも核家族ではむずかしいし、病院の付き添いをするというのも現実的ではありません。

その中で、しようと思えばできるのが、がんの患者さんのお見舞いを通して学ぶことです。身内や親しい人、友達でも構いません。他人事ではなく、自分ならどうするだろうかと考えるのです。

お見舞いに行った人がよく失敗するのは、病人さんを質問責めにしたり、「頑張ってください」と励ますことです。何を頑張れというのでしょう。どうしようもない状態になって、病人さんが一番求めているのは、死を怖がらずにそばにいてくれる人、話を聴いてくれる人です。病人さんの話を親身になって聴くことが大事なのです。それなら、だれにでも努力すればできそうです。

重病人の見舞いに行くのは気が重いことです。そして、話を聴くのはもっとつらいことです。しかし、あなたが話を聴いてグッタリ疲れた分だけ、病人さんは気持ちが楽になっているのです。荷物を持つ片棒を担いだことになるのです。ですから、病院へ見舞いに行って元気に帰ってくる人があれば、後で病人さんは元気をなくしている可能性があります。

話を聴くときに大切なことは、相手から学ばせてもらうという謙虚な態度です。自分だったらどう思うだろう、どうするだろうと、立場を置き換えてみるのです。考えてみれば、自分がベッドに寝ていても少しもおかしくはないのです。そういう気持ちで話を聴かせていただくと、病人さんも心を開いて話をされます。たとえ口をきいてくれなくても、足を運んだ誠意だけは受け取っていただけるはずです。あとになって感謝されていたことが、家族のお話から分かることがあります。

「生かされている」ことを知ってこそ

生物は互いに共存している

死に臨《のぞ》むに当たって、一番の問題は、やはり死に対する精神的な恐怖、「たましい」の痛み（spiritual pain）だと思います。この恐怖から脱却するには、これまで繰り返し述べてきたような、個人の尊厳や価値観を重視する立場だけでは対処できません。「老化」や「死」という人間が避けて通れない問題に対して、自分の力だけで生きているという考え方は無力です。個から離れて、人間という種《しゅ》の一員であること、日本という集団の中で生きている一人であること、自分が死ぬことによって集団が存続することを自覚する必要があります。

自然界の生物が互いに他を生かし合いながら生きていく仕組みを「生態系」と呼び

ますが、人間もこの生態系の中にいます。その中で互いに共存し、ある生物が死ぬことによって、別の生物が生かされるのです。植物を動物が食べ、その動物を人間が食べます。人間や動物は、死ぬと細菌に食べられます。そして、細菌によって分解された栄養物を肥料として植物は育つのです。

人間の都合のいいように自然を破壊したり、改造したりすると、人間自身もいずれは存続できないようになってしまいます。ヨーロッパの狂牛病問題で浮き彫りになりましたが、牛肉を効率よく〝つくる〟ために牛の骨を粉末にして、もともと草食の牛に餌《えさ》として与えていたというのです。これは明らかに自然の法則に反します。最近話題になっている、体細胞を用いてクローン人間を造る計画も、神の摂理からいえば許されることではないと思います。

人間も集団の中で生きている存在であることに関しては、『楢山節考《ならやまぶしこう》』（深沢七郎《ふかざわしちろう》著）という小説を思い出します。この物語は映画化され、大きな反響を呼びました。舞台となる小さな山村では、食べ物が限られていました。そのため、年寄りはいくら元気であっても、ある年齢になれば楢山にこもり、自ら命を絶ちます。そうすることによって、その村は存続していきます。お年寄りが死ぬのは嫌だと言ったら、その村は消滅するのです。これは小説ですが、あり得ない話ではないと思います。

アポトーシス——細胞の自殺

個と全体の調和は、細胞の世界でも見られます。細胞の自殺によって個体を支えるアポトーシス（apoptosis）についてお話しします。この現象を知ったとき、私は大きなショックを受けました。

人間の身体は約六十兆個の細胞からできています。すべての細胞は、遺伝的にはまったく同じコピーです。両親から頂いた遺伝子が、一つの細胞をつくり、それが二つ、四つと分裂していくので、いくら数が増えても同じものなのです。それが、どういう細胞に分化するかによって、働きが変わってきます。髪の毛になったり、皮膚になったり、内臓になったりと、現れてくる形態は違いますが、個々の細胞が持っている「遺伝子＝身体の設計図」はまったく同じです。その細胞が、実は自殺をするというのです。

たとえば、人の手の指の数は五本です。当たり前のようですが、胎児の最初の段階では、五本ともくっついています。それが指の間にあった細胞が死んでくれることによって、五本の指になるのです。この現象をアポトーシスといいます。

アポトーシスは、京都大学や信州大学などで多く行われている生体肝臓移植の現場でも見られます。この移植は、親から子どもに行われるケースがほとんどです。その際、肝臓を子どもに提供したお父さんかお母さんの肝臓が小さくなってしまうのかといえば、そうではありません。再生するからです。逆に、一時的にリバウンドして元より大きくなってしまいます。ところが、アポトーシスを起こして余分な細胞が死ぬために、肝臓は元の大きさに戻るのです。

ちなみに、私たちの身体の中は見えませんが、毎日、細胞が生まれたり死んだりしています。血液の細胞には赤血球、白血球、血小板があります。赤血球は百二十日、流血中の白血球は六～八時間、血小板は十日と、それぞれ寿命があり、毎日死んだ数だけ新しく生まれ替わっています。これがうまくいかないと、貧血や紫斑病《しはんびょう》などの病気になるのです。

アポトーシスと異なり、細胞が殺されるときには炎症を伴います。たとえば、火傷《やけど》のとき、細胞は焦げたようになって死んでいきます。このとき熱を持ち、赤くなり、痛みを伴うのです。ところが、アポトーシスの形で細胞が死ぬときは、周りにまったく影響を与えません。核が真っ黒になり、細胞が小さくなっていくだけです。

もともとすべての細胞の先祖は同じで、同じ潜在能力を持っています。ところが、細胞集団全体のために、ある細胞は生き残り、ある細胞は死んでいく。そういうバランスを取ってくれているから、私たちの身体は成り立っているのです。

細胞を人間一人ひとりに置き換えてみるとどうなるでしょうか。私たちの一生も、そういう目で見てみる必要があるのではないでしょうか。

本書の始めに、これからの医療は病気・医者中心の医療から、患者中心の医療へ向かっていると私は言いました。すなわち、患者さん一人ひとりの人格を尊重し、その人に合わせた医療をしていかねばならない。患者さんも自分の考えを持って、自分で判断を下す。そして、結果に対しては自分で責任を取る。この考え方自体は間違いではありません。

しかし、だからと言って、自分一人で生きていると考えるのはいかがなものでしょうか。死んでくれた人がいるから、自分がいま生かされているとは考えられないでしょうか。いままで述べてきたアポトーシスの例からいえば、取ってつけたような屁理《へり》屈《くつ》ではないと思います。「生きようと死のうと、私の勝手」では済まされないと私は思います。

悠久《ゆうきゅう》の宇宙に生きていることを知る

私たち一人ひとりの生命は、人類の発生以来、連綿と遺伝子というバトンによって引き継がれてきたものであり、死後もバトンタッチされていく。いわば、悠久の時が流れる宇宙にあって、自分はほんの一瞬ながらバトンを持って走らせてもらっているのだ――こうして、時間、空間を超えて自分の生命が生き続けることを心から納得できたとき、初めて死の恐怖から解放されると私は考えています。

私たちは、いま、ここに生きているだけではなく、四十六億年という地球の歴史の中で〝大いなるもの〟によって生かされているといえます。次々と生命のバトンを受け渡しながら、ほんの一瞬ともいえる時間を私たちは生きているわけです。これからも地球上の生命が存続していくためには、自分だけ「死ぬのは嫌だ」は通用しません。いかに科学が進歩しようとも、死ぬときは従容《しょうよう》として死ぬ。バトンを次の世代にいい形で渡さなければならないのです。自分の生きている間だけ地球が存在すればいいという考え方からは、安らかな死は期待できないでしょう。

延命治療の拒否による尊厳死を宣言したり、死ぬときはこうしてほしいと書いて残すよりも、「いまをどう生きるか」を真剣に考えるほうが、私は広い意味での〝尊厳死〟につながるのではないかと思います。

自分中心ではなく、社会全体の中で人とどうかかわっているかを考える。時の流れの中で、いま生かされている自分の役割を自覚する。自分が死んでも、その短い生は、人類の文化として引き継がれていくことを確信できたとき、初めて人間としての尊厳をもって死を迎えることができるのではないかと思います。

淡々と生き、淡々と死ぬ

中川米造《なかがわよねぞう》先生の生きざまと死にざま

一九九七年、私が尊敬する中川米造先生が七十二歳で亡くなられました。とても幅広く活躍されていた方で、私の大学時代の恩師でもありました。

先生のふだんの生き方は、淡々と、ひょうひょうとされていました。先生は、がんになったあとも、生き方は変わりませんでした。しかし、亡くなられるときはどうだろうと、私は強い関心を持っていました。というのは、先生と名が付く職業の人は、だいたい死ぬときに苦しむことが少なくないといわれるからです。実際、先生族は人に説教はしても、人から説教されるのは苦手です。自分の思う通りにならないことを受け入れるのが下手なので、苦しむことになるのです。そんな例を、私もたくさん見てきました。そういう意味でも、関心があったのです。

先生はがんと診断がついてからも、仏教大学の教授になられ、教職を続けられました。それから一年半ほどして亡くなられたのですが、その一カ月前まで仕事をされていたのです。

先生はホスピスにも関心をお持ちで、一度、台湾に見学に行かれました。そのとき、ホスピスに入っている患者さんが「あなたは健康な人だ。私はがんで死んでいく。いろいろ言っても私の気持ちは分からないでしょう」と先生に思いをぶつけました。実はそのとき、先生のがんは全身に転移していて痛みもあったのです。しかし先生は「そうですね。ですけど、分かろうとする努力はできるんじゃないでしょうか」と答えられたそうです。

先生は弟子たちの勧めに従って、いったんは入院しましたが、自分の意思で自宅に帰られました。そして、家族に看取られながら亡くなりました。

あとでご子息に話を伺ったのですが、父親が何か言い残したことはなかったか、一生懸命に思い出そうとするけれど、何もないと言うのです。先生は、いままで生きてきた通り、淡々と、ひょうひょうと亡くなられたのでした。著作もたくさんあって、本をよく読んでおられましたが、「ちょっと本屋さんに行ってくるわ」と言って家を出た感じだ、とおっしゃっていました。

死に関しては、とにかくリハーサルはできません。自分で自分の死を見届けることも不可能です。しかし、ふだんからそのことを考えて生活していれば、生きてきたように死ぬことができると、先生は近しい人におっしゃっていたということです。

自分は死んでも無に帰さない。自分はいろんな人と縁があり、著書を通じての交流もある。だから、自分は肉体的に消滅しても、その人たちの中に生き続けていく。現に、私が先生のことをみなさんに紹介することで、先生は生きておられるときと同じように、みなさんに働きかけているともいえます。

告別式に出席させていただきました。六人の方が読まれた弔辞はそれぞれに素晴らしいものでしたが、特に門下生代表の弔辞が心を打ちました。この人は、たくさんおられる先生の弟子の中で、自称「一番出来が悪く先生に迷惑をかけた弟子」でした。

生前、先生をお見舞いしたとき、

「おまえなあ、わしが死んだら弔辞頼むで」

と言われたそうです。

喜び上手の父の生き方

私の父は祖父の後を継いで、天理教の教会長を務めていました。父のことを知る古くからの信者さんは、いまでも事あるごとに「前会長さんは悔やんだことがない、人の悪口を言ったことがない」と言われます。

私も子どものころ、こんな記憶があります。そのころ教会へ、信者さんではないのですが、よく話をしに来られる人がいました。とにかく話が長くて、ひとしきり話したあと「それでは失礼します」とあいさつしても、また話が元へ戻って、延々と続くのです。「あの人がみえたら長くなるなあ」と子ども心に思っていました。しかし父は、客が帰られたあとも、そんな言葉はおくびにも出しませんでした。

もう一つ、信者さんが言われるのは、喜び上手だったということです。物事をなんでも芯《しん》から喜ぶのです。父はその大切さを、私たち子どもに教えてくれました。

そんな父の最期は、肺がんによって訪れました。質素で厳しい生活を自らに強《し》いていましたが、父はたばこが大好きでした。終戦直後で物がないときは、松葉を紙に巻いて吸っていました。

父はたばこを、グウッと深呼吸をするように吸いました。しばらく煙が出てこないので、「あれっ、あの煙どこへ行ったのか」と思っていると、しばらくして口からドバーッと出てくるのです。夜中に目が覚めてトイレに行くときも、たばこを吸っていました。

そして七十歳を過ぎたとき、肺がんになっていることが分かったのです。私が当時勤めていた大阪大学附属病院に入院させてもらいました。しかし、がんが広がっていて手術ができず、家に帰ったほうがいいということになりました。父にそのことを告げると、さすがにがっかりしていました。父の目から一筋の涙がポロッと落ちたのを、いまでもはっきり覚えています。しかし教会へ連れて帰ると、父は家の中や庭の木々をしげしげと眺め、にっこり笑いました。それを見て、これで良かったのだと私もホッとしました。

その後、父は信者さん宛《あ》てに、せっせと手紙を書いていました。そのうちに肺がんが進み、胸痛《きょうつう》が出てきました。痛み止めの薬が効いて、なんとか痛みをコントロールすることはできましたが、いよいよ食事が喉《のど》を通らなくなってきました。私は阪大病院から九〇キロほど離れた兵庫県の家まで、夜中に自動車で走り、栄養剤の点滴を一本だけして帰ることにしていました。そして、いよいよ最期というとき、いつものように「点滴をしようか」と聞きますと、にっこり笑って「もう、ええわ」と言うのです。それが、私と父の最後の会話になりました。

死期が近いということで、信者さんたちがたくさん教会に集まってこられました。そして父は、眠るがごとくこの世を去りました。そのとき、神殿のほうからパンパンという信者さんたちの柏手《かしわで》の音が聞こえました。私も心から、神様に「ありがとうございました」とお礼を申し上げました。

私は、父がこのような最期を迎えることができたのは、神様のご守護以外の何ものでもないと思っています。なかには、医者である私が父のたばこを無理やりにでもやめさせていたら、肺がんにならなかったのではないか、もう少し長生きしたのではないかと、思われるむきもあるかもしれません。しかし、私はそうは思わないのです。たばこも父親の一部分だったと思うのです。そのうえで、みんなに看取られて最期を迎えられたのですから、こんなに幸せなことはありません。

たばこの好きな人、嫌いな人。お酒の好きな人、飲めない人。人によっていろいろですが、全部ひっくるめてその人だと思います。大事なことは、人にはそれぞれ神様から与えられた役目や仕事というものがあるということです。そのために一生懸命努力したかどうかによって、この世に生を受け、人間として歩んだ人生が問われるのではないでしょうか。がんになったとか、ならなかったとか、何歳まで生きたとか、そんなことは人生の評価に直接関係のないことだと思います。

医者嫌いを貫いた兄

昨年、三番目の兄が七十二歳で亡くなりました。この兄は、私が小さいころから「孝ちゃん、孝ちゃん」と、かわいがってくれました。阪大医学部に私が合格したときも、わが事のように喜んでくれ、卒業までの六年間、「たばこ代の足しにしなさい」と毎月の手紙に千円を添えて送ってくれました。最近は、私が本を出版したり、テレビに出たりすると、そのたびに「親父《おやじ》やお袋が喜んでいるよ」と涙ぐむ兄でした。

兄は酒とたばこが大好き、医者と薬は大嫌いでした。ひところ、元気がないように見え、心なしか足元がふらついて、言葉も聞き取りにくいような感じでした。義姉にそれとなく聞いてみると、医者に診てもらうように言っても頑として受け付けないとのことでした。兄からそのうち「孝ちゃん、どうしたもんやろ」と相談があるかと思っていましたが、そんな素振りもなく、私のほうから声をかけるのも、なんとなくためらっていました。

そのうち、歩き方も話し方も普通になり、「七十の手習いや」と言ってワープロを始め、印字した手紙が来るようになったので、自力で回復したものと喜んでいました。

ところが、ある日突然、倒れて救急車で病院に運ばれたという連絡が入りました。病院に駆けつけると、すでに意識はなく、人工呼吸器につながれていました。義姉によると、次のような経過でした。

その日、兄は午前中、田んぼに出て仕事をし、肥料を買いに農協へ車で行きました。

昼食を取ったあと、「しんどい」と言って横になりました。ところが、顔色がどんどん悪くなっていくので、義姉は診療所に電話をしました。医者はすぐに往診してくれましたが、一見するなり救急車を手配しました。この時点では意識があったのですが、病院に到着して間もなく意識がなくなりました。

主治医の説明では、心筋梗塞《しんきんこうそく》や脳出血ではないが、アッという間に肝臓や腎臓が悪くなり、多臓器不全《たぞうきふぜん》の状態になっているとのことでした。その後、人工透析《とうせき》など手を尽くしていただきましたが、いよいよ回復の見込みがないと分かった時点で、家族が相談し、延命治療を中止することにしました。ベッドを家族、兄弟、近しい人が取り囲み、甥《おい》に当たる教会長にお祈りをしてもらいました。そして、主治医が臨終を確認したとき、みんなで柏手を打って、兄がこれまで生かされてきたことと、新たな生への旅立ちを神様に感謝しました。入院四日目のことでした。

結局、兄の身体に何が起こったのか真相は不明ですが、私は肺梗塞ではなかったかと推測しています。肺梗塞は肺の血管が突然詰まり、酸素が取り込めなくなる病気で、急死の原因となります。何もない人には起こらないので、兄の場合はがんか慢性の炎症（熱や痛みを伴う病気）が隠れていたのではないかと思います。
聞けば、亡くなる三カ月前、こういうことがあったそうです。村の団体旅行で「淡路花博　ジャパンフローラ二〇〇〇」に行ったのですが、途中で気分がすぐれず、みんなが会場を回っている間、休んでいました。そして、何も見ずに帰ってきたといいます。しかし、その時も義姉の受診するようにという勧めに従わず、私に相談もなかったのです。

あとで遺言らしきものが出てきました。それには家族と私に宛てて、「入院することになったら、最期は家に連れて帰って死なせてほしい」と書かれていたのです。自分で病気のことは分かっていたのです。かなりつらかったと思うのですが、兄はひと言も弱音を吐かず、自分の生き方を貫き通しました。

先に個人の寿命を予測する計算法を紹介しましたが、兄は時たま、計算で出た年齢に自分が近いことを口にしていたのでした。もっともっと長生きしてほしかったのですが、まさに「死を見つめ、いまを生きた」兄を誇りに思い、自分自身もかくありたいと願っています。

死を見つめ、いまを生きる

人は精神的、社会的にも死ぬ

これまで健康についていろいろ述べてきましたが、最後に私の一番申し上げたいことをまとめてみたいと思います。

食事だ、運動だ、健康診断だと、いくら健康に気遣っていても、私たちはいつか何かの原因で死ななければなりません。がんか、心筋梗塞か、肺炎か、それとも老衰か。高齢者の場合は、死因が病気であれば治療次第でもっと生きられたかもしれない、ということはありません。要するに、寿命で死ぬのです。

私たちの命には、肉体的な命だけではなく、精神的な命や、社会的な命もあります。それほどの年齢でもないのに元気がない。精神的に死んでいるような人もあります。

社会的な命といえば、世のため人のために役立っていることをしているかどうか。世間から隠遁《いんとん》したような状態であれば、社会的に死んでいるといえなくもありません。

ですから、単に心臓が動いているか、呼吸をしているかどうかで生死を判断するのではなく、精神的、社会的に生きているかどうかを、自ら問い直してみる必要があると思います。

終わりよければすべてよし

「終わりよければすべてよし」という言葉があります。思った通りの人生でなかったとしても、最期はいい形で終わりたいと、だれもが願うことでしょう。私は、すべては別れのあいさつで決まると考えています。

私が最期を看取らせていただいた患者さんに、こんな人がいました。その人はいわゆる〝飲む、打つ、買う〟の三拍子そろった極道者で、したい放題の人生でした。入院中も奥さんを召使いのように扱い、そんな夫に対する奥さんの態度もどこか冷たく、とてもいい夫婦関係とは思えませんでした。しかし、最期が近くなって、「苦労をかけたな。ありがとう」とご主人に言われた途端、奥さんの態度がガラリと変わりました。「いろいろあったけれど、いい人だった」と思われるようになったのです。その気持ちは、ご主人が亡くなられたあとにお会いしても変わっていませんでした。まさに、さだまさしのヒット曲『関白宣言』の通りなのです。

子供が育って　年をとったら
俺《おれ》より先に　死んではいけない
例えばわずか　一日でもいい
俺より早く　逝《い》ってはいけない
何もいらない　俺の手を握り
涙のしずく　ふたつ以上こぼせ
お前のお陰《かげ》で　いい人生だったと
俺が言うから　必ず言うから

私はこの歌が大好きで、妻には、最期の時に「お前のおかげで　いい人生だったと必ず言うから」と話しています。最近は、子どもたちが「もし言えなくても、口をもぐもぐすれば、あのセリフを言いたいのだと通訳してあげる」と言ってくれています。

「たましい」抜きに人生芝居の幕は引けない

いよいよとなれば、「たましい」の健康を考えないと、人生芝居の幕を静かに引くことはできません。まずは「たましい」の存在を信じることができるかどうかです。肉体が消滅しても「たましい」は生き続けます。

「たましい」という言葉に抵抗があるならば、亡くなった人が生きてきた足跡、人格的存在の不滅性と考えてもいいと思います。

どんな人だったのかという思い出は、亡くなられても急に消えることはありません。子どもがあればもちろんですが、なくてもその人と接触のあった友人や知り合いの中に思い出は生き続けます。こうして、残された人たちに影響を及ぼしていくことは、その人の「たましい」が働いていることになると、私は考えるのです。

亡くなった人を思い出すときに、悪いイメージを無理に思い出そうとする人はいません。良いイメージを思い出します。ですから、死んだらおしまいではなしに、死んでも残された人々に思い出してもらい、語ってもらえるような生き方、死に方をしたいものです。死んだら終わりだ、生きている間にお金は全部使いきってしまうんだ、というような生き方と、こうした生き方は全然違うものです。

木が枯れるように死ぬ

昔のお年寄りは、自らの寿命を察知して亡くなられた方もあったといいます。ある農村での話ですが、お年寄りが弱って寝たきりになると、次のようにしたそうです。まだ自分で食べられるときは、枕元《まくらもと》にお茶と弁当を置いて、家族は野良《のら》仕事に出かけていく。やがて自力で食べられなくなると、いっさい食事を与えない。とても無慈悲のように見えますが、そのほうが楽に死ねるのです。

最近は病院で亡くなる人が多いのですが、栄養をつけるためにいつまでも点滴を続けると、かえって息が切れず苦しむことになります。点滴をし過ぎると、水浸しのようになって身体がむくみます。顔がパンパンにはれて、元気なときの面影もない、気の毒な状態になります。人も最期は、木が枯れていくように痩《や》せていけばいいのです。そうすれば、苦しまずに死ぬことができます。これは、私も医者として多くの方々の最期を看取った体験からそう思います。

こうしたことは家族もつらいのですが、お年寄りも、己の寿命を察知してそれを受け入れることにより、長い間苦しまないで、眠るように亡くなることができるのです。

ぼくの大好きなおばあちゃんが死んだ

ここで、ある小学生の作文を紹介したいと思います。第五十回〝社会を明るくする運動（二〇〇〇年）〟の法務大臣賞（小学生の部）に輝いた樋口雄亮君（大阪府堺市立浜寺石津小学校六年）の「ひとりひとりの責任」と題した作文です。その中で、雄亮君は命の尊さについて、素晴らしい体験を書いています。

最近、ぼくに『命』の尊さについて考える機会がありました。それは、去年、ぼくの家で二つの大きなできごとが起こったからです。
一つは、去年の五月、ぼくの大好きなおばあちゃんが死んだことです。八十歳でした。大正・昭和・平成と三つの時代を生きて、つらい戦争を経験した一つの『命』が終わりの時をむかえました。おばあちゃんは生きている時、ぼくに戦争の話をよくしてくれました。大切な『命』のうばい合い、もう二度と味わいたくないとうつむきかげんに言っていました。そんな大変な時代を生き抜いてきた『命』が終わりの時をむかえた時、おばあちゃんはお父さんやお母さんに、そして、ぼくたちにまで、「おおきに。」「ありがとう。」と言葉を残しました。自分の『命』をせいいっぱい生き抜いたおばあちゃんは、ねむるように静かな死に方でした。ぼくはその時、せいいっぱい生き抜いて、残された人にお礼を言えて死ねたら最高の幸せだと思いました。（後略）

（法務省保護局ホームページから）

この作文を読んで感激した私の友人は、次のような電子メールを私にくれました。

「おばあちゃんが死ぬとき、『ありがとう』『おおきに』と言ったのは、まさしく貴兄のいう『健康に死ぬ』ということの見本のように思いました。おばあちゃんの前に『ぼくの大好きな』という形容がついています。この大好きという関係が、健康な死に方ができた原因だろうと思います。お互い、孫に『大好きなおじいちゃん』と呼ばれるよう努力しましょう」

死ぬときは、すべてお任せ

おかげさまで、私はとても元気に日々を送っています。しかし元気なのは、自分の努力や生き方のせいだけではないと、最近つくづく思います。周りの人たちに支えられているだけでなく、私が元気なために周囲の人が元気をなくしているかもしれないとさえ思うのです。

私は山村の出身なので、植樹をして育てる作業を少し手伝ったことがありますが、育ちのいい木の日陰になっている木は育ちが悪いのです。したがって、病気になるのも自分だけの責任ではないことになります。人間は、人と人の間で生かされているのですから。

分かりきったことですが、だれの世話にもならずに死ぬことは不可能です。だれでも周りの人に迷惑をかけて死ぬのです。世話になるときは、感謝して世話になり、死ぬときはすべてお任せです。死後のことまでいろいろ注文をつけるのは不遜《ふそん》です。ですから、いまから努めて他人の世話どりをさせていただくようにしたいものです。

きょう一日は、健康な人も終末期に近い人も同じ二十四時間です。健康な人はあと十年、二十年生きられると思っているだけです。心筋梗塞や交通事故で、きょう死ぬかもしれません。確かなのは、朝、目が覚めたとき生きているということだけです。きょう一日をどう過ごすか、喜びと感謝の一日にできるか、まさにその生き方が問われているのです。「朝起きる時が誕生で、夜寝る時が死ぬ時。人生はその繰り返し」と考えれば、毎日がそれなりに完結した人生といえます。

健康であっても、病気であっても、余命いくばくもない状態であっても、生かされていることに感謝し、きょう一日を精いっぱい生きたいものです。

おわりに

わが国ではいま、空前の健康ブームです。健康に関心を持つのは良いことです。しかし、あれが良いとかこれが悪いとか、あまりにも○×式で考えがちです。それらの一つひとつが理屈としては間違っていなくても、「勘定合って銭足らず」になり、かえって寿命を短くする怖れがあります。

実際、コレステロール値が高いと心筋梗塞になりやすいという理由から、コレステロールを一方的に悪者と決めつける傾向があります。ところが、がんや自殺などを含めたトータルの死亡率で見ると、コレステロール値が低い（二〇〇ミリグラム以下）ほうが死亡率は高いという研究結果が国内外で発表されています。また、コレステロール値は栄養のバロメーターでもあります。栄養が良すぎると、心筋梗塞や脳梗塞のように血管が詰まりやすくなりますが、栄養が悪いと脳出血のように血管が破れやすくなったり、肺炎や結核のような感染に弱くなるのです。つまり、どちらに偏っても良くないのです。

血圧にしても、一般には上がることを悪と決めつけていますが、とんでもありません。活動状態のときに、血圧が上がらないほうが異常なのです。急に立ち上がったときに、めまいがして脳貧血を起こすのも、血圧が下がって脳に行く血液が減ったためです。日常生活ではヤジロベエ人形のように、ちょっとしたことで血圧が上がったり元に戻ったりしているのです。ヤジロベエ人形は、一本の足で身体《からだ》を支えています。片方の腕が下がれば、もう片方が上がり、揺れながら元の状態に戻ります。健康というのも、このように双方に振れながらもバランスのとれた状態なのです。

健康と対立するかのように考えられている病気も、別物ではありません。健康と病気は互いに関係していると私は考えています。俗に「風邪《かぜ》は万病《まんびょう》のもと」といわれますが、これをどのように解釈しておられるでしょうか。風邪をひくと、さまざまな病気が出やすくなる。風邪ぐらいと軽く考えるな。これが一般的な解釈ではないかと思いますが、私は少し違う考え方をしています。

風邪は疲れているときにひきやすく、それは身体が「休ませてほしい」と言っている警告反応でもあります。風邪の特効薬はありません。風邪薬は症状を軽くしますが、結局、本人の免疫力によって治るものですから、温かくして寝る休養が一番の治療法です。発熱が風邪によるものかどうかは医者に診てもらわなくても、くしゃみや鼻水などの症状を伴っていれば風邪に間違いありません。風邪なら一週間以内に治ります。長引くのは、疲れが取れていないからです。警告を無視し続けると、別の大きな病気になりかねない。これが「風邪は万病のもと」についての私の解釈です。

風邪以外の病気についても、同じことがいえるのではないでしょうか。病気を別物とか悪者と決めつけないで、病気が自分のライフスタイルと関係していないか振り返ってみる。そして思い当たることがあれば、軌道修正する。そうすれば、病気をプラスに活《い》かしたことになります。これを「健康と病気のヤジロベー人形」と私は呼びたいのです。

私自身、これまで〝病気の問屋〟のようにいろいろな病気になっています。腰痛症（ぎっくり腰）、円形脱毛症、尿路結石《にょうろけっせき》、急性前立腺炎《ぜんりつせんえん》、前立腺肥大、ヘルペス（帯《たい》状疱疹《じょうほうしん》）、痔核《じかく》、大きなほくろ、胃のポリープなど、思いつくままに挙げても、これだけあります。しかし、入院したのは尿路結石の一日だけです。

腰痛ではかなり苦しみました。ご多分にもれず、だれかに「これがいい」と治療法を勧められると、すぐに試しました。総合病院に勤めている医者の身でありながら、民間治療を求めて大阪や名古屋に出かけたこともあります。結局、水泳が良かったように思います。

腰痛とほとんど同時に、頭が禿《は》げあがるようなひどい円形脱毛症になりましたが、これにも水泳が効きました。水泳はストレスの発散にもなりますから、私の腰痛はストレスが原因の心身症だったのではないかと、いまにして思います。しかし腰痛のおかげで、〝職場がわが家〟のような仕事中毒を見直すことができました。自分でなければ仕事が進まないという独りよがりに気づいたことが、大きかったと思います。

です。飲酒したり緊張すると、もういけません。飛行機に乗るときはアルコールを控えるほどです。前立腺肥大を疑っていますが、内心は前立腺がんかもしれないという不安がないと言えば、うそになります。現在は「知らぬが仏」を決め込み、行けるところまで行く方針で泌尿器科を受診していません。水泳で身体が冷えるのが良くないのではないかと思い当たり、ぬるま湯（三九度）の風呂《ふろ》で下半身を約十分間温めることを毎日実行していますが、尿の出方は徐々に良くなってきています。

健康は一人ひとり違います。健康かどうかは身体の状態だけでは決められません。周りとの人間関係を中心とする精神状態が大きく左右します。仕事がはかどらないなどのストレスがあれば当然、体調に影響します。こうしたことは、自分にしか分からないものです。

あなたが「自分は健康だ」と考える、ふだんの心身の状態を把握しておき、体調に変化があってもすぐに病院に駆けつけないことです。まず自分で判断し、大したことはないと思えば様子を見る。原因として思い当たることがあれば取り除く。それでも変わらないときや、「いつもと違う。ただ事ではない」とピンとくるものがあれば、病院で受診するのです。本人にしか分からない〝気づき〟といっていいと思いますが、これを大事にするのです。こうした生き方ができれば、「健康になりたいという強迫観念」にとらわれず、伸び伸びと、しなやかに自分自身の人生をエンジョイできることを、私自身の体験から保証します。

本書は、私がいろいろな所で行いました講演のテープを起こし、小冊子にしたものを編集し加筆したものです。骨身を惜しまず小冊子を作成し、本書の執筆に当たっても協力してくれた高校時代からの親友である安藤尚文君と清水谷善明君に心から感謝します。また、一冊の本にまとめるに当たって、貴重なアドバイスをいただいた道友社の方々に厚くお礼申し上げます。

参考図書（発行年順）

・澤瀉久敬『健康を考える』第三文明社　1976
・J. A. L. シング著、中野善達・清水和子訳『狼に育てられた子』福村出版　1977
・松本　滋『天理教の信仰と思想〔Ⅰ〕〔Ⅱ〕〔Ⅲ〕』天理教道友社　1983
・伊丹仁朗『生きがい療法でガンに克つ』講談社 1988
・水野　肇『やっぱり半健康か』フォー・ユー　1989
・今中孝信『生き方が健康を決める』天理教道友社　1992
・藤井宗哲『良寛 魂の美食家』講談社　1994
・高柳和江『続・死に方のコツ』飛鳥新社　1995
・篠原佳年『快癒力』サンマーク出版　1996
・五木寛之『こころ・と・からだ』集英社　1996
・中川米造、中川 晶『ココロの健康　からだの医学』フォーラム・A　1996
・柏木哲夫『死にゆく患者の心に聴く』中山書店　1996
・小野寺時夫『治る医療、殺される医療』読売新聞社　1998
・レオ・バスカーリア作、みらいなな訳『葉っぱのフレディ』童話屋　1998
・和田秀樹『わがまま老後のすすめ』ちくま新書　1999
・藤田紘一郎『清潔はビョーキだ』朝日新聞社　1999
・米山公啓『健康という病』集英社新書　2000
・近藤　誠『医原病』講談社新書　2000
・日野原重明『「フレディ」から学んだこと―音楽劇と哲学随想―』童話屋　2000
・山口龍彦「その時まで安らかに命を支えたい」月刊地域医学 14: 888p-901p, 2000
・飯島裕一（編著）『健康ブームを問う』岩波新書　2001
・高田明和『脳から老化を止める―40歳をすぎても脳細胞は増やせる』光文社　2001
・日野原重明『「新老人」を生きる―知恵を身体情報を後世に遺す』光文社　2001
・荊木　裕『老いを生きるヒント』平凡社 2001

●**著者略歴**

1936年（昭和11年）兵庫県多可郡加美町生まれ
1961年（昭和36年）大阪大学医学部卒業
1969年（昭和44年）大阪大学医学部第二内科助手
1972年（昭和47年）天理よろづ相談所病院血液内科医員
1973年（昭和48年）大阪大学医学博士取得
1976年（昭和51年）天理よろづ相談所病院主任マネージングドクター
1984年（昭和59年）同病院総合診療教育部長
1993年（平成５年）同病院副院長
2000年（平成12年）同病院を定年退職。同病院総合診療教育部非常勤医師

1976年、わが国で初めて天理よろづ相談所病院に導入された総合診療の中心となってその発展に尽力。1980年より1993年まで4回にわたり、厚生省・文部省（当時）主催の「医学教育者のためのワークショップ」の講師を務めた。日本医学教育学会運営委員（1994〜1999）。総合診療医学会副運営委員長（1993〜2000）。

著書に『玄米食の本』（共著、正食出版）、『生き方が健康を決める』（天理教道友社）、『レジデント初期研修マニュアル』（監修、医学書院）、『新臨床内科学 第7版』（共著、医学書院）、『診察診断学』（共著、医学書院）ほか。

日本音楽著作権協会（出）許諾第0110497-604号

健康《けんこう》に生《い》き 健康《けんこう》に病《や》み 健康《けんこう》に死《し》ぬ

平成13年（2001年）10月１日　初版第１刷発行
平成18年（2006年）４月26日　初版第４刷発行

著　者　今中孝信

発行所　天理教道友社
〒632-8686　奈良県天理市三島町271
電話　0743(62)5388
振替　00900-7-10367

TENRIKYO DOYUSHA

印刷所　株式会社 天理時報社
〒632-0083　奈良県天理市稲葉町80

ISBN4-8073-0469-0
定価はカバーに表示